民间

偏方奇效方 上

胡永盛／主编

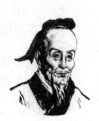

吉林科学技术出版社

图书在版编目（CIP）数据

民间偏方奇效方 / 胡永盛主编. -- 长春 : 吉林科
学技术出版社，2024.4
ISBN 978-7-5744-0043-6

Ⅰ. ①民… Ⅱ. ①胡… Ⅲ. ①土方－汇编 Ⅳ.
①R289.2

中国版本图书馆CIP数据核字(2022)第234784号

民间偏方奇效方

MINJIAN PIANFAGN QIXIAOFANG

主　　编　胡永盛
出 版 人　宛　霞
策划编辑：朱　萌　丁　硕
责任编辑　李　征
封面设计　王　婧
制　　版　长春美印图文设计有限公司
幅面尺寸　170 mm×240 mm
开　　本　16
印　　张　28
字　　数　420千字
印　　数　1-6 000册
版　　次　2024年4月第1版
印　　次　2024年4月第1次印刷

出　　版　吉林科学技术出版社
发　　行　吉林科学技术出版社
地　　址　长春市福祉大路5788号
邮　　编　130118
发行部电话/传真　0431-81629529　81629530　81629531
　　　　　　　　　　81629532　81629533　81629534
储运部电话　0431-86059116
编辑部电话　0431-81629518
印　　刷　长春百花彩印有限公司

书　　号　ISBN 978-7-5744-0043-6
定　　价　68.00元（上下册）

前言
QIANYAN

　　偏方，顾名思义是指那些不是正宗或正式的药方，但它却广泛地流传于民间，有着顽强的生命力。"小偏方治大病"之说，几乎有口皆碑，深入人心。

　　随着人们生活水平的提高和文化知识的普及，人们更为关注健康。除了求助于医生之外，人们更想通过阅读来了解自己的身体状况，了解中药的基本常识，希望用一些简便易行、经济有效的方法，来预防和治疗疾病。

　　我在长达50多年方剂学的临床教学工作中，在研究经典方剂的同时，感受到了民间偏方的魅力所在。看似简简单单的偏方，如果运用得当，会有神奇的功效。

　　民间流传的偏方有很多，但良莠不齐。我始终认为应该给读者一个正确的指导。一种疾病，看似有许多方都可以使用，而实际上不是那么简单，也就是说都需要按中医理论指导，懂得药的性能，才能看得准，做到药到病除。

　　本书的主要特点：

　　一、辨证分型，有的放矢。本书所列疾病有西医病名，有中医病名。每种疾病都进行了辨证分型，这是用药用方的基础。疾病的表现或外寒，或里热，或血瘀，或气滞，或阳虚，或阴虚，或痰湿内阻，或中气不足，证型是不同的。每个偏方都经过精心整理，和疾病证型相对应，读者可经过思考，较为准确地用方，这是本书与同类书的最大不同之处。

二、药食同源，药源丰富。本书中的很多方，尤其是内服方，都选用了安全可靠的常用中草药，很多就是我们日常生活中的五谷杂粮、瓜果蔬菜、肉禽蛋，这使读者有很大的选择余地。但需要了解的是书中的一些外用方，里面的一些外用药，还是有些小毒，应予以充分注意。

三、内服外用，相辅相成。本书所列的偏方，既有内服的汤剂（饮、茶、煎）、散剂、丸剂、膏滋剂等，还有外用的洗剂、敷剂、贴剂等，这需要根据不同人的身体状况和疾病的性质选择。如有的人脾胃弱，可采用外用药；有的人皮肤不合，则可采用内服药，也可内外兼用，相辅相成。

本书的偏方，一是来自多年的精心积累，二是参考了大量的古今文献，都是经验证安全有效的。但是必须提醒读者，要注意因人而异、因地而异、因时而异，要注意与医生沟通，不要贻误病情。

我衷心地期望本书能给您带来健康，带来快乐！

编者

2024年3月

目录

男科疾病／159

皮肤科疾病／173

儿科疾病

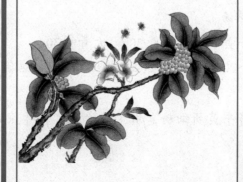

一、小儿高热

小儿高热是由多种疾病引起的体温（腋温）在39℃以上的常见临床症状，是人体防病和适应内外环境的一种代偿性反应。若高热持续过久，使体内调节功能失常，则可威胁患儿的身体健康。

辨证分型

1. 风寒高热型：症见恶寒高热，无汗，头痛身痛。

2. 风热高热型：症见高热微恶寒，有汗，咽红肿痛。

3. 暑热型：症见壮热心烦，蒸蒸自汗，大便秘结，小便短少。

4. 湿热型：症见高热不扬，寒热往来，汗出而黏，小便频数短赤。

临床施治

1. 清热解毒汤

【组成】虎杖20g　夏枯草20g　鱼腥草30g　蒲公英20g

【主治】小儿高热，风热高热型。症见高热微恶寒，有汗，咽红肿痛。

【用法】水煎服。每日数次。

2. 板柴石芭退热汤

【组成】板蓝根20g　柴胡2g　石膏20g　芭蕉根10g

【主治】小儿高热，风热高热型。症见高热微恶寒，有汗，咽红肿痛。

【用法】水煎。用药液拍打大椎、脘腹部、手心、足心等处。

3. 牛黄清热汤

【组成】牛黄1g　生石膏30g　大青叶30g

【主治】小儿高热，风热高热型。症见高热微恶寒，有汗，咽红肿痛。

【用法】将牛黄研细粉，用生石膏、大青叶煎汤送服，每日2～3

次分服。

4.清热止痉青梅浸膏

【组成】青梅、白糖水各适量

【主治】小儿高热，湿热型。症见高热不扬，寒热往来，汗出而黏，小便频数短赤。

【用法】青梅洗净去核，捣烂取汁，过滤后放于日光下晒稠，即为青梅浸膏。每次服0.8g，与白糖水调匀服用。

5.清热祛痰止痉汤

【组成】牛黄0.5g　陈胆星3g　朱砂1.5g　天竺黄3g　鲜石菖蒲15g

【主治】小儿高热，风热高热型。症见高热微恶寒，有汗，咽红肿痛。

【用法】前4味药，共研末，以鲜石菖蒲煎汤送服。5岁以下小儿每服0.3～0.6g，5岁以上小儿每服0.6～1g，每日2～3次。

6.荷叶饮

【组成】荷叶、荷梗各适量

【主治】小儿高热，湿热型。症见高热不扬，寒热往来，汗出而黏，小便频数短赤。

【用法】用鲜荷叶、荷叶梗（亦可用干品）煎汤。适量饮服。

❀ 二、小儿惊风

惊风以四肢抽搐、口噤不开、角弓反张、意识不清为主要临床表现。中医分为急惊风和慢惊风。现代医学的惊厥持续状态、流行性脑脊髓膜炎、流行性乙型脑炎可参考治疗。

辨证分型

1.外感惊风型

（1）感受风邪型：症见发热，头痛，咽红，烦躁，神昏，惊厥。

（2）感受暑邪型：症见发热，头痛，呕恶，项强，惊厥。

（3）感受风热型：症见发热，烦躁，惊厥，神昏。

（4）感受风寒型：症见恶寒发热，无汗，烦躁，惊厥，神昏。

2. 痰热惊风型

（1）食滞内阻型：症见呕吐，腹胀，便秘，神呆，惊厥。

（2）湿热蕴结型：症见高热，大便腥臭或挟脓血，神昏，反复惊厥。

3. 热陷心营型：症见神志昏迷，四肢抽搐，身热肢凉，手脚心热，舌质红绛，脉弦细数。

4. 脾气虚弱型：症见精神萎靡，嗜睡露睛，时有抽搐。

5. 脾肾阳虚型：症见精神萎靡，面色㿠白，四肢逆冷，手足促动。

6. 肝肾阴亏型：症见面色潮红，身热消瘦，手足心热，时有抽搐。

7. 风热挟瘀型：症见发热，面发青，咽红，烦躁，惊厥。

临床施治

1. 急惊风化痰膏滋

【组成】鲜竹沥240g　天竺黄90g　鲜瓜蒌480g　朱砂15g　枳壳9g
桔梗9g　胆星9g　川贝9g　川连9g　九节菖蒲21g　白糖适量

【主治】急惊风，痰热惊风型。症见高热，呕恶，痰黄多而黏，烦躁，神昏，惊厥。

【用法】前10味药共煎成汁，加白糖炼膏。小儿每次2.5g。

2. 清热止痉贴

【组成】鲜蚯蚓3～5条　蜂蜜或白糖适量

【主治】急惊风，外感惊风型。症见壮热抽搐，烦躁，惊厥，神昏。

【用法】将鲜蚯蚓洗净，捣烂如泥加入蜂蜜或白糖备用。摊于纱布上，盖贴囟门约半小时。

3. 健脾补肾止痉贴

【组成】生附子2.5g　吴茱萸5g　面粉15g　醋适量

【主治】慢惊风，脾肾阳虚型。症见精神萎靡，面色㿠白，四肢逆冷，手足促动。

【用法】前2味药共研末，与面粉、醋一同做药饼蒸热。先用两手擦患者脚心（手法要轻），以发热如火为度。然后取药饼贴敷脚心。包药后，卧床休息。

4. 清热止痉桃杏栀子贴

【组成】桃仁7粒　杏仁7粒　栀子7个　飞罗面15g　烧酒适量

【主治】急惊风，风热挟瘀型。症见发热，面发青，咽红，烦躁，惊厥。

【用法】将前3味药共捣，与飞罗面一起用烧酒调匀。涂敷劳宫穴、涌泉穴。

5. 止痉涌泉劳宫贴

【组成】白矾3g　吴茱萸3g　白芥子3g　全蝎3g　附桂紫金膏1块

【主治】慢惊风，脾气虚弱型。症见精神萎靡，嗜睡露睛，时有抽搐。

【用法】上药同研细末，将附桂紫金膏剪成4块，每块放1/4药末。将膏药烘热后敷在患儿双涌泉穴及劳宫穴。四肢转暖后，即可去除药物。

6. 慢惊风健脾贴

【组成】胡椒7粒　生黄栀子7粒　葱（连须）7根　丁香7粒　飞罗面1撮　鸡蛋清适量

【主治】慢惊风，脾气虚弱型。症见精神萎靡，嗜睡露睛，时有抽搐。

【用法】先将胡椒、生黄栀子、丁香研末，葱捣烂如泥，前5味药用鸡蛋清共调匀，摊青布上烫微热。贴小儿心窝部24小时。

7. 止痉囟门贴

【组成】麝香、蝎尾、薄荷叶、蜈蚣、牛黄、青黛、枣肉膏各适量

【主治】急惊风，外感惊风型。症见发热，烦躁，惊厥，神昏。

【用法】前6味药共研末，用枣肉膏调匀。新绵上涂匀药膏，贴囟门上。火灸暖手频熨之。

8. 吹鼻止痉散

【组成】干姜6g　细辛3g　猪牙皂9g

【主治】急惊风，外感惊风型。症见恶寒发热，无汗，烦躁，惊厥，神昏。

【用法】将上药共研末，取少量吹鼻内，取嚏。

9. 清热止痉栀子明雄敷

【组成】栀子20g　明雄5g　冰片1g　鸡蛋清适量　麝香0.2g

【主治】急惊风，外感惊风型。症见发热，烦躁，惊厥，神昏。

【用法】将前3味药共研细末，用鸡蛋清调匀如糊状。取麝香放于脐中，再取药糊敷在麝香上面，盖以纱布，胶布固定。待24小时后，用温水洗去即愈。如不愈再照样贴敷1次。

10. 急惊风牛黄羚角膏

【组成】牛黄3g　羚羊角3g　薄荷3g　黄连3g　白芍3g　青蒿6g　菖蒲20g　地龙20g　全蝎12g　凡士林或麻油适量

【主治】急惊风，热陷心营型。症见神志昏迷，四肢抽搐，身热肢凉，手脚心热，舌质红绛，脉弦细数。

【用法】前9味药烘干，共研细末备用。将药末调拌凡士林或麻油呈膏状，敷于小儿囟门及脐窝，覆以纱布，胶布固定。

11. 急惊风脐贴

【组成】鲜蚯蚓3~5条　麝香0.15g

【主治】急惊风，外感惊风型。症见发热，烦躁，惊厥，神昏。

【用法】上药共捣烂。敷神阙穴，覆以纱布，胶布固定。

12. 解暑止痉三叶膏

【组成】丝瓜叶30g　苦瓜叶30g　鲜荷叶30g　燕子泥100g　石膏粉100g

【主治】急惊风，外感惊风型。症见发热，头痛，呕恶，项强，惊厥。

【用法】上药共捣成泥。外敷神阙穴，覆以纱布，胶布固定。每日

2次。

13. 慢惊风蝎蜈僵蚕脐贴

【组成】全蝎5个　蜈蚣1条　僵蚕5条　蝉蜕头7个　熟鸡蛋1个

【主治】慢惊风，肝肾阴亏型。症见面色潮红，身热消瘦，手足心热，时有抽搐。

【用法】上4味药共研细末。填脐中，外盖煎熟鸡蛋1个。

✿ 三、小儿感冒

感冒是小儿时期最常见的疾病，是由外感时邪所致，以发热、怕冷、鼻塞、流涕、咳嗽、头痛、身痛为主要临床表现，俗称"伤风"。

辨证分型

1. 风寒感冒型：症见恶寒，发热，无汗，鼻塞，流清涕，喷嚏，咳嗽，舌苔薄白。

2. 风热感冒型：症见发热重，恶寒轻，微汗，头痛目赤，咽部干红，鼻塞脓涕，咳嗽，痰稠白或黄，舌苔微黄。

3. 暑湿感冒型：症见发热，身倦无汗，头痛，胸闷泛恶，口渴喜饮，恶心呕吐，腹泻，小便短而黄，舌苔黄腻。

4. 流行性感冒型：症见发热，咽部干红，舌苔黄。

临床施治

1. 散寒祛风汤

【组成】生姜15～30g　红糖20g

【主治】小儿感冒，风寒感冒型。症见恶寒，发热，无汗，鼻塞，流清涕，打喷嚏，咳嗽，舌苔薄白。

【用法】将生姜洗净，切成片、捣烂，加红糖水煎，趁热服用，每次服50～100mL。

2. 解暑绿豆茶

【组成】生绿豆50粒　青茶叶1撮（1～3g）　冰糖15g

【主治】小儿感冒，暑湿感冒型。症见发热，身倦无汗，头痛，胸闷泛恶，口渴喜饮，恶心呕吐，腹泻，小便短而黄，舌苔黄腻。

【用法】先将生绿豆洗净，带皮用木器捣碎与青茶叶、冰糖调和，用沸水冲泡，加盖闷20分钟即可。每日1剂，不拘时，徐徐饮服。

3. 抗病毒板蓝根饮

【组成】板蓝根10g　大青叶10g　菊花5g

【主治】小儿感冒，流行性感冒型。症见发热，咽部干红，舌苔黄。

【用法】水煎服。每日1剂。

4. 解暑萝卜叶汤

【组成】萝卜叶20g　绿豆15g　西瓜皮20g

【主治】小儿感冒，暑湿感冒型。症见发热，身倦无汗，头痛，胸闷泛恶，口渴喜饮，恶心呕吐，腹泻，小便短而黄，舌苔黄腻。

【用法】水煎服。每日1剂。

5. 祛风清热三叶饮

【组成】金银花10g　桑叶12g　荷叶20g

【主治】小儿感冒，风热感冒型。症见发热重，恶寒轻，微汗，头痛目赤，咽部干红，鼻塞脓涕，咳嗽，痰稠白或黄，舌苔微黄。

【用法】水煎服。每日数次。

6. 解毒橄榄萝卜茶

【组成】鲜橄榄30g　萝卜250g

【主治】小儿感冒，流行性感冒型。症见发热，咽部干红，舌苔黄。

【用法】把萝卜洗净，切成片，与鲜橄榄加水共煎，取汁代茶饮。每日1剂，不拘时，代茶温饮。

7. 通窍熏鼻剂

【组成】葱适量

【主治】小儿感冒，风寒感冒型。症见恶寒，发热，无汗，鼻塞，流清涕，喷嚏，咳嗽，舌苔薄白。

【用法】将葱洗净，切碎，开水冲泡，趁热熏鼻，并做深呼吸。

四、小儿哮喘

哮喘是小儿时期常见的一种呼吸道疾病。以阵发性的哮鸣气促，呼气延长为特征。本病在春秋两季发病率较高，常反复发作。本病包括现代医学所称的支气管哮喘。

辨证分型

1.寒喘型：症见咳嗽气促，喉间有哮鸣音，痰多白沫，形寒无汗，舌苔薄白，脉浮滑。

2.热喘型：症见咳喘哮鸣，痰黄黏稠，发热面红，尿黄便干，舌苔薄黄、质红，脉滑数。

3.湿热型：症见咳嗽不爽，痰黄黏稠，口渴咽痛。

4.寒喘兼阳虚型：症见平素下肢不温，腿软无力，动则心悸促动之哮喘。

5.寒喘入里化热型：症见咳嗽频作，气促，喉间有哮鸣音，痰黄黏稠，发热面红，尿黄便干，舌苔薄黄，脉浮滑。

临床施治

1.麻杏石甘治喘汤

【组成】麻黄5g　杏仁10g　石膏30g　甘草5g　瓜蒌10g　桑白皮10g

【主治】小儿哮喘，寒喘入里化热型。症见咳嗽频作，气促，喉间有哮鸣音，痰黄黏稠，发热面红，尿黄便干，舌苔薄黄，脉浮滑。

【用法】水煎服。每日2次分服。

2.大蒜蛋黄钙丸

【组成】大蒜500g　蛋黄4个　钙粉20g

【主治】小儿哮喘，热喘型。症见咳喘哮鸣，痰黄黏稠，发热面红，尿黄便干，舌苔薄黄、质红，脉滑数。

【用法】大蒜切细碎，放入平底锅，加入适量水，边煮边搅动，待2小时后呈泥状，加入蛋黄，用文火稍煮片刻，再加入钙粉，捏成丸，每日吃1颗。

3.地龙散

【组成】地龙适量

【主治】小儿哮喘，热喘型，哮喘发作期。症见咳喘哮鸣，痰黄黏稠，伴有发热头痛、恶风。

【用法】将地龙研面。每服1～3g，每日3次，饭前口服，连用3日。

4.二风治喘外敷

【组成】海风藤6g　追地风6g　瓜蒌仁3g　橘红3g　香油适量

【主治】各型小儿哮喘。

【用法】将前4味药研细末，调拌香油，外敷背、胸处。

5.平喘核桃仁

【组成】核桃仁适量

【主治】小儿哮喘，寒喘兼阳虚型。症见平素下肢不温，腿软无力，动则心悸促动之哮喘。

【用法】嚼服。每次15g，每日3～5次。

6.冬苋菜饭

【组成】冬苋菜50g　粳米400g

【主治】小儿哮喘，湿热型。症见咳嗽不爽，痰黄黏稠，口渴咽痛。

【用法】冬苋菜洗净，切碎，倒入淘洗干净的粳米盆中，加入适量水，共蒸成米饭。随意服食。

7. 芝麻秸治喘散

【组成】芝麻秸、生豆腐各适量

【主治】小儿哮喘，热喘型。症见咳喘哮鸣，痰黄黏稠，发热面红，尿黄便干，舌苔薄黄、质红，脉滑数。

【用法】芝麻秸切断放瓦上烧炭存性，研成末，以生豆腐蘸食，不得用其他调味品。每日2次。

8. 鹿衔草散

【组成】鹿衔草20g　五味子12g　香附4g　棉花根12g　蜂蜜适量

【主治】各型小儿哮喘。

【用法】将前4味药研细末，调蜂蜜冲服。每日3次。

9. 二白麻黄敷脐散

【组成】白胡椒10g　白矾3g　麻黄素片20片　二氧丙嗪15片

【主治】各型小儿哮喘。

【用法】将药物共研末备用。每次取1g药粉，水调敷脐部，纱布覆盖，外贴胶布固定。每日换药1次，连用10次为1个疗程。

五、小儿肺炎

肺炎是由细菌或病毒或支原体、衣原体等感染引起的肺实质炎性病变。临床以发热、咳嗽、气急鼻煽、胸痛为主要表现。根据致病因素和病变部位的不同，一般分为病毒性肺炎、支气管肺炎和大叶性肺炎。

辨证分型

1. 风寒闭肺型：症见恶寒发热，无汗不渴，咳嗽气急，痰稀色白，舌质淡红、苔薄白。

2. 风热犯肺型：症见发热恶风，微汗，咽红肿，咳痰不爽，痰液黄稠，舌质红、苔薄白或微黄。

3. 痰热壅肺型：症见壮热烦躁，喉间痰鸣，痰稠色黄，气促喘憋，口唇青紫，面赤口渴，咽红，舌质红、苔黄腻。

4.阴虚肺热型：症见病程迁延，潮热盗汗，干咳无痰或痰黏难咳，唇燥口干，舌质红少津、苔少或光剥。

临床施治

1.板蓝根大青叶汤

【组成】板蓝根15g　大青叶15g

【主治】小儿肺炎，风热犯肺型。症见发热恶风，微汗，咽红肿，咳痰不爽，痰液黄稠，舌质红、苔薄白或微黄。

【用法】水煎服。每日1剂，分3次服。

2.滋阴清肺汤

【组成】银杏10g　地骨皮10g　车前子5g　陈皮10g　青黛3g

【主治】小儿肺炎，阴虚肺热型。症见病程迁延，潮热盗汗，干咳无痰或痰黏难咳，唇燥口干，舌质红少津、苔少或光剥。

【用法】水煎服。每日1剂，分3次服。

3.祛风化痰僵蚕散

【组成】僵蚕0.5g

【主治】小儿肺炎，风热犯肺型。症见发热恶风，微汗，咽红肿，咳痰不爽，痰液黄稠，舌质红、苔薄白或微黄。

【用法】将僵蚕研末。每日2次冲服。

4.麻杏苏芥汤

【组成】麻黄10g　杏仁10g　苏子10g　白芥子10g　紫菀10g　款冬花10g　荆芥10g　甘草5g

【主治】小儿肺炎，风寒闭肺型。症见恶寒发热，无汗不渴，咳嗽气急，痰稀色白，舌质淡红、苔薄白。

【用法】水煎服。每日1剂，分3次服。

5.泻肺化痰葶苈汤

【组成】葶苈子10g　黄芩10g　天竺黄5g　麻黄5g　石膏30g　杏

仁10g　细茶10g　金银花15g　甘草10g

【主治】小儿肺炎，痰热壅肺型。症见壮热烦躁，喉间痰鸣，痰稠色黄，气促喘憋，口唇青紫，面赤口渴，咽红，舌质红、苔黄腻。

【用法】水煎（其中石膏先煎）服。每日1剂，3次分服。

6. 祛痰白芥糊外敷

【组成】白芥子（炒）30g　面粉30g

【主治】小儿肺炎后期，痰多不净。

【用法】将白芥子研细末，加入面粉用水调为糊状，以纱布包好备用。敷于背部第3～4胸椎处，每日1次，每次15分钟，敷后检查2次，如见皮肤发红可将药去掉。连敷3日。

7. 小儿清肺祛痰敷贴

【组成】生栀子90g　桃仁9g　明矾9g　醋、麻油各适量

【主治】小儿肺炎，痰热壅肺型。症见壮热烦躁，喉间痰鸣，痰稠色黄，气促喘憋，口唇青紫，面赤口渴，咽红，舌质红、苔黄腻。

【用法】将前3味药共研细末，用醋调成糊状。外敷双肺俞穴和胸部。敷药前局部用热水洗净，再涂一层麻油，然后敷药，待局部发赤，或有烧灼感时去掉。每日1次，连敷3～4日。

六、小儿百日咳

百日咳是小儿持续数周的阵发性、痉挛性咳嗽，咳毕伴有鸡鸣样吸气声，或伴有呕吐，顽固难愈。

临床分期

1. 初咳期： 症见咳嗽、打喷嚏、流涕或发热，两三天后咳嗽加剧，夜重，咳声不畅。

2. 痉咳期： 症见阵发性痉咳，连续咳，日轻夜重，有鸡鸣声，吐后有缓解（以阵发性痉咳为主要症状，从发病第二周开始，病程长短不一）。

3.恢复期：症见咳嗽渐轻，咳而无力，口干少痰，神疲气弱。

临床施治

1.鸡胆汁方

【组成】鲜鸡胆汁、白糖各适量。

【主治】小儿百日咳，痉咳期，以及诸般咳嗽偏热者。症见咳嗽、打喷嚏、流涕或发热，阵发性痉咳，连续咳，日轻夜重，有鸡鸣声，吐后有缓解。

【用法】鲜鸡胆汁加白糖矫味服。1岁以下每日服1/3个，1～3岁每日服1/2个，3～5岁每日服1个，5～10岁每日服2个。5～7日为1个疗程。

【说明】鸡胆汁治疗小儿百日咳效果神奇。

2.猪胆绿豆粉

【组成】鲜猪胆汁500g　绿豆粉50g

【主治】小儿百日咳，痉咳期。症见阵发性痉咳，连续咳，日轻夜重，有鸡鸣声，吐后有缓解。

【用法】鲜猪胆汁放砂锅内慢火浓煎，加入绿豆粉搅匀，烘干研粉。每次服0.1～0.5g，每日3次，连服5～7次。

3.地龙膏

【组成】鲜蚯蚓100条　白糖50g

【主治】小儿百日咳，痉咳期。症见阵发性痉咳，连续咳，日轻夜重，有鸡鸣声，吐后有缓解。

【用法】鲜蚯蚓水煎、去渣，加白糖收膏。每服5～10mL，开水冲服，每日2次，连服3～5日。

4.鱼腥草汤

【组成】鱼腥草30g　百部8g　白僵蚕6g　甘草3g

【主治】小儿百日咳，痉咳后期。症见连续咳，吐后有缓解。

【用法】水煎服。每日1次。

5. 鲜三根茶

【组成】芦根60g　白茅根60g　丝瓜根60g

【主治】百日咳，痉咳期，痰热蕴肺者。症见阵发性痉咳，吐咳痰涎，或伴有双目出血、鼻衄、痰中血等。

【用法】将上药切碎，置热水瓶中，冲入沸水，盖闷15分钟。不拘次数，频频代茶饮服。每日1剂。

【说明】方中芦根甘寒，能清热、生津、止咳、止呕，是热病津伤、肺热咳嗽、胃热呕吐之良品。白茅根甘寒，偏入血分而凉血止血，为疗血热所致各种血证的良药。又善清肺胃之热而疗咳嗽哕逆。芦根、茅根均清肺胃火热，但前者偏入气分兼能生津止渴；后者偏入血分而善凉血止血。丝瓜根甘平，擅长化痰止咳。三药配伍，药性和平，价廉有效，是治百日咳的良好茶剂。

6. 橄榄炖冰糖

【组成】生橄榄20粒　冰糖30g

【主治】小儿百日咳，痉咳期。症见阵发性痉咳，连续咳，日轻夜重，有鸡鸣声，吐后有缓解。

【用法】生橄榄炖冰糖，每日1剂，3次分服。

【说明】橄榄有清肺解毒作用，治疗小儿百日咳有很好的效果。

7. 杏仁猪肺萝卜粥

【组成】杏仁7g　白萝卜1个　猪肺1个　粳米适量

【主治】小儿百日咳，痉咳后期。症见阵发性、痉挛性咳嗽，伴有拖长的鸡鸣样吸气声，病势减缓。

【用法】白萝卜、猪肺洗净，切成块，与杏仁一同入粳米中同煮为粥即可。每日1剂，3次分服。连服1周。

8. 车前根茶

【组成】鲜车前草根50g　冰糖适量

【主治】小儿百日咳，初咳期，痰多者。症见咳嗽、打喷嚏、流涕或发热，夜重，咳声不畅。

【用法】将鲜车前草根切碎，煎水或冲泡，加冰糖令溶，代茶饮。

【说明】车前草为车前的全草，味甘性寒，归肾、肝、肺经，具有清肺化痰、利水通淋等作用，治疗功效良好。

9.蜂房豆腐汤

【组成】露蜂房10g　豆腐50g　白糖20g

【主治】小儿百日咳，痉咳期，偏热者。症见阵发性痉咳，咽红，痰黄，日轻夜重。

【用法】露蜂房加入水100mL，煮30分钟，去渣取汁放豆腐、白糖同煮，煮10分钟，吃豆腐、喝汤。每日2次，连服数日。

10.板栗冬瓜玉米须汤

【组成】板栗仁30g　冬瓜30g　玉米须6g　冰糖30g

【主治】小儿百日咳，痉咳期。症见阵发性痉咳，连续咳，日轻夜重，有鸡鸣声，吐后有缓解。

【用法】将板栗仁、玉米须、冬瓜同放锅内加水250mL，煮至150mL，再加入冰糖调匀饮服。每日1次，连服10～15日。

11.红枣侧柏汤

【组成】红枣10g　侧柏叶15g

【主治】小儿百日咳，痉咳期。症见阵发性痉咳，连续咳，日轻夜重，有鸡鸣声，吐后有缓解。

【用法】上药水煎后，滤去残渣，即可服用。

12.蒜胆艾叶外熨

【组成】大蒜6g　鸡苦胆1个　枇杷叶6g　莱菔子6g　艾叶60g

【主治】小儿百日咳，痉咳后期。症见连续咳，日轻夜重，有所缓解。

【用法】将药物炒热后纱布包扎，外熨烫胸背、手心、足心。

13.大蒜橘饼汁

【组成】紫皮大蒜1头　橘饼1个　蜂蜜适量

【主治】小儿百日咳，初咳期。症见咳嗽、打喷嚏、流涕或发热，两三天后咳嗽加剧，夜重，咳声不畅。

【用法】大蒜去紫皮切碎，橘饼亦切碎，共加水1碗，煮沸过滤去渣，可另加蜂蜜，每日1剂，分2～3次服用。

【说明】本方主治小儿百日咳。此外，百日咳还可以取大蒜瓣（撕去蒜皮）捣烂如泥，均匀摊于纱布上，厚6～9mm，于睡前贴于两足底（足底须先涂上凡士林或猪油，以防起疱），上面再盖一层塑料膜，穿上袜子，翌晨除去。如果足底没有痛感，可以连敷3～5晚，或隔天敷1次。本方对其他病症所引起的小儿夜间咳嗽也有效。

14. 款冬橘红丸

【组成】款冬花12g　橘红10g　冬瓜仁6g　蜂蜜20g

【主治】小儿百日咳，初咳期。症见咳嗽、打喷嚏、流涕或发热，两三天后咳嗽加剧，夜重，咳声不畅。

【用法】将前3味药研细末，调拌蜂蜜成丸。每日2g，连服7～10日。

15. 白菜根汤

【组成】大白菜根2个，冰糖30g

【主治】小儿百日咳，初咳期。症见咳嗽、打喷嚏、流涕或发热，两三天后咳嗽加剧，夜重，咳声不畅。

【用法】大白菜根洗净放入锅中，加冰糖，水煎后饮服。每日3次，连服4～6日。

16. 银花川贝梨糖煎

【组成】金银花10g　川贝母5g　梨2个　冰糖30g

【主治】小儿百日咳，初咳期。症见咳嗽、打喷嚏、流涕或发热，两三天后咳嗽加剧，夜重，咳声不畅。

【用法】川贝母碾成碎块，梨去皮、挖心，切成小块，上药共置小锅中，加水煎煮。饮浓汁食梨。每日1次，连服4日。

17. 丝瓜藤汁

【组成】丝瓜藤、冰糖各适量

【主治】小儿百日咳，初咳期。症见咳嗽、打喷嚏、流涕或发热，两三天后咳嗽加剧，夜重，咳声不畅。

【用法】把丝瓜藤切段挤汁1小杯，炖熟，加冰糖调味服。

【说明】丝瓜藤有祛风化痰之功。

18. 梨粥

【组成】梨1个　葱7根　白糖10g　粳米50g

【主治】小儿百日咳，初咳期。症见咳嗽、打喷嚏、流涕或发热，两三天后咳嗽加剧，夜重，咳声不畅。

【用法】梨洗净、切块，压榨取汁，葱切碎末，粳米洗净煮粥，待熟兑入梨汁与葱末、白糖，再煮片刻即可。每日1剂，3次分服。

19. 核仁梨汁

【组成】对齐核桃仁30g　冰糖30g　梨1个

【主治】小儿百日咳，初咳期。症见咳嗽、打喷嚏、流涕或发热，两三天后咳嗽加剧，夜重，咳声不畅。

【用法】梨洗净、去核，同核桃仁、冰糖共捣烂，加水煮成浓汁。每服1汤匙，日服3次。

20. 百部蜜糖茶

【组成】百部10g　蜂蜜2匙

【主治】小儿百日咳，初咳期及恢复期。症见咳嗽、打喷嚏、流涕或发热，口干少痰，神疲气弱。

【用法】百部煎汤取汁20mL，加入蜂蜜调服。每日2次，连服3日。

21. 雪梨皮二叶饮

【组成】雪梨皮3个　竹叶10g　荷叶10g

【主治】小儿百日咳，恢复期。症见咳嗽渐轻，咳而无力，口干少痰，神疲气弱。

【用法】水煎服。每日1剂。

22. 川贝杏仁梨蜜煎

【组成】川贝6g　杏仁3g　梨20g　蜂蜜适量

【主治】小儿百日咳，恢复期。症见咳嗽渐轻，咳而无力，口干少痰，神疲气弱。

【用法】川贝打碎、杏仁拍碎、梨切片，加适量水煎煮，加蜂蜜调味。饮浓汁食梨肉。每日2～3次。

23.银耳汤

【组成】银耳10g　冰糖20g

【主治】小儿百日咳，恢复期。症见咳嗽渐轻，咳而无力，口干少痰，神疲气弱。

【用法】同放砂锅中加水煎汤服用。每日1次，连服3～5日。

24.芝麻花生汤

【组成】白芝麻50g　花生30g　蜂蜜50g

【主治】小儿百日咳，恢复期。症见咳嗽渐轻，咳而无力，口干少痰，神疲气弱。

【用法】白芝麻、花生洗净后同放入锅中加水煮汤，熟后调入蜂蜜即可食用。每日1次，连服3～5日。

25.雪梨川贝猪肺汤

【组成】雪梨2个　川贝母10g　猪肺250g

【主治】小儿百日咳，恢复期。症见咳嗽渐轻，咳而无力，口干少痰，神疲气弱。

【用法】将雪梨洗净，去皮、核，切小块；川贝母洗净；猪肺用清水反复灌洗干净，切块，挤干水，放入锅中爆干水分，取出再放入清水中洗净。把全部用料一同放锅内，加入适量水，武火煮沸后，文火煮2小时，调味即可服用。

26.麻雀百合饭

【组成】麻雀肉20g　百合15g　百部8g　粳米100g

【主治】小儿百日咳，恢复期。症见咳嗽渐轻，咳而无力，口干少痰，神疲气弱。

【用法】百部水煎取汁；麻雀肉切成丁；粳米、百合淘洗干净置盆中，加入药汁及麻雀肉丁拌匀，加入适量水，上笼屉隔水蒸成米饭。每日1～2次，做餐食。

27. 白萝卜汁

【组成】白萝卜500g　饴糖100g

【主治】小儿百日咳，恢复期。症见咳嗽渐轻，咳而无力，口干少痰，神疲气弱。

【用法】白萝卜榨汁，放入饴糖，加热溶化后饮用。每次10mL，每日3次。

七、小儿流行性腮腺炎

小儿流行性腮腺炎是由腮腺炎病毒所引起的一种急性传染病，以发热、耳下腮部漫肿疼痛为主要临床表现。冬春季易流行，学龄前儿童发病率高。中医称之为痄腮。

辨证分型

1. 温毒在表型：症见轻微发热恶寒，一侧或两侧耳下腮部漫肿疼痛，咀嚼不便，咽红。

2. 热毒蕴结型：症见壮热烦躁，头痛，口渴欲饮，食欲减退，腮部漫肿、胀痛、坚硬拒按，咀嚼困难。

3. 邪毒内陷心肝型：症见腮部尚未肿大，或腮肿后5～7天，突然壮热，头痛，严重者昏迷，抽搐。

4. 邪毒引睾窜腹型：症见以受邪较重，引起下腹部疼痛，睾丸肿痛。

临床施治

1. 四味茶

【组成】大青叶30g　青茶叶9g　蒲公英30g　地丁草30g

【主治】小儿流行性腮腺炎，温毒在表型。症见轻微发热恶寒，一侧或两侧耳下腮部漫肿疼痛，咀嚼不便，咽红。

【用法】上药水煎取汁，每日1剂，不拘时，当茶频频饮服。

【说明】大青叶清热解毒，凉血止血，消肿散结而善治各种肿毒疗疮。大青叶用治腮腺炎，还可预防脑膜炎、睾丸炎等并发症。茶叶、蒲公英、地丁草，也均系清热解毒，治疗疗疮痈肿之佳品，既可单用，也可配用，均有良好的抗菌消炎、预防感染的作用。

2. 清热解毒治腮汤

【组成】黄芩15g　黄连10g　连翘12g　玄参12g　板蓝根15g　马勃10g　牛蒡子6g　僵蚕6g　升麻6g　柴胡12g　陈皮12g　桔梗6g　甘草6g　薄荷3g

【主治】小儿流行性腮腺炎，热毒蕴结型。症见壮热烦躁，头痛，口渴欲饮，食欲减退，腮部漫肿、胀痛、坚硬拒按，咀嚼困难。

【用法】上药水煎，薄荷后下。每日1剂，3次分服。

3. 荸荠鲜藕汤

【组成】荸荠250g　鲜藕250g　鲜茅根250g

【主治】小儿流行性腮腺炎，热毒蕴结型。症见壮热烦躁，头痛，口渴欲饮，食欲减退，腮部漫肿、胀痛、坚硬拒按，咀嚼困难。

【用法】把上药洗净，前2味药去皮；上药共放铝锅内，加水，用武火烧沸，再改文火熬煮20分钟，取汁，待凉装入罐中，每日顿服。

4. 白菜绿豆汤

【组成】白菜心3个　生绿豆60g

【主治】小儿流行性腮腺炎，热毒蕴结型。症见壮热烦躁，头痛，口渴欲饮，食欲减退，腮部漫肿、胀痛、坚硬拒按，咀嚼困难。

【用法】把生绿豆用水煮至将熟时，放白菜心，再煮20分钟，去渣取汁顿服。每日2次。

5. 苦瓜紫菜泡饭

【组成】鲜苦瓜100g　紫菜30g　粳米300g　赤小豆30g　淀粉、盐、味精、麻油各适量

【主治】小儿流行性腮腺炎，热毒蕴结型。症见壮热烦躁，头

痛，口渴欲饮，食欲减退，腮部漫肿、胀痛、坚硬拒按，咀嚼困难。

【用法】赤小豆泡2小时，与淘洗干净的粳米蒸成米饭；鲜苦瓜切片置适量沸水中，放紫菜、盐、味精、麻油，用淀粉勾芡，泡饭食用。每日2次，量随意。

6. 板蓝根夏枯草饮

【组成】板蓝根30g　夏枯草20g　白糖适量

【主治】小儿流行性腮腺炎，热毒蕴结型。症见壮热烦躁，头痛，口渴欲饮，食欲减退，腮部漫肿、胀痛、坚硬拒按，咀嚼困难。

【用法】前2味药加水200mL煎汁，加白糖调服。

【用法】每次10～20mL。每日3次，连服5～7日。

7. 银花薄荷饮

【组成】银花15g　薄荷6g　黄芩3g　冰糖15g

【主治】小儿流行性腮腺炎，温毒在表型。症见轻微发热恶寒，一侧或两侧耳下腮部漫肿疼痛，咀嚼不便，咽红。

【用法】前3味药水煎取汁，加冰糖食用。每日1次，连服4～5日。

8. 鲜马齿苋凉菜

【组成】马齿苋60g　大蒜泥10g　酱油、醋各适量

【主治】小儿流行性腮腺炎，温毒在表型。症见轻微发热恶寒，一侧或两侧耳下腮部漫肿疼痛，咀嚼不便，咽红。

【用法】将大蒜泥、酱油、醋等调入煮熟的马齿苋上。不拘时服。

9. 菊花豆根公英茶

【组成】野菊花90g　山豆根90g　蒲公英90g

【主治】小儿流行性腮腺炎，温毒在表型。症见轻微发热恶寒，一侧或两侧耳下腮部漫肿疼痛，咀嚼不便，咽红。

【用法】上药水煎取汁，代茶饮，每日1剂。9岁以下小儿，上药各为30g。

【说明】本方也可用于预防流行性腮腺炎。

10.海金沙根茶

【组成】海金沙根60g（鲜者为佳，干品30g）

【主治】小儿流行性腮腺炎，热毒蕴结型。症见壮热烦躁，头痛，口渴欲饮，食欲减退，腮部漫肿、胀痛、坚硬拒按，咀嚼困难。

【用法】上药加水，煎煮30分钟，取汁即可。每日1剂，不拘时，代茶饮。

【说明】海金沙根有清热解毒，利湿消肿的功效。若个别腮腺肿痛较剧，发高热者，加鲜天南星块根或蚤休块根（即重楼或七叶一枝花）适量，加米醋磨浓汁，涂擦患处。

11.蚯蚓洗液

【组成】鲜蚯蚓数条　白糖适量

【主治】小儿流行性腮腺炎，热毒蕴结型。症见壮热烦躁，头痛，口渴欲饮，食欲减退，腮部漫肿、胀痛、坚硬拒按，咀嚼困难。

【用法】擦洗法。将鲜蚯蚓洗净，掺入白糖，待化为液汁后，用纱布蘸汁频频擦洗患部，每日1次。

12.葱大黄外敷膏

【组成】葱2根　生大黄30g

【主治】小儿流行性腮腺炎，热毒蕴结型。症见壮热烦躁，头痛，口渴欲饮，食欲减退，腮部漫肿、胀痛、坚硬拒按，咀嚼困难。

【用法】葱捣烂，生大黄研末，上药调膏状，涂于患处，每日1次。

13.天竺外敷膏（雄朱散膏）

【组成】天竺黄6g　石膏6g　牙硝3g　甘草3g　雄黄6g

【主治】小儿流行性腮腺炎，热毒蕴结型。症见壮热烦躁，头痛，口渴欲饮，食欲减退，腮部漫肿、胀痛、坚硬拒按，咀嚼困难。

【用法】上药研细和匀。敷患部。

14.痄腮外敷

【组成】大贝母9g　薄荷6g　射干6g　牛蒡子9g　僵蚕9g　玄参9g　赤芍9g　大青叶9g　板蓝根9g　白茅根30g

【主治】小儿流行性腮腺炎，温毒在表型。症见轻微发热恶寒，一侧或两侧耳下腮部漫肿疼痛，咀嚼不便，咽红。

【用法】上药研细末和匀。敷患处。

八、小儿暑热

小儿暑热也称夏季热、暑热症、阳明经热等，是婴幼儿时期的一种特有疾病，多见于3岁以下的小儿。有严格的发病季节。临床以长期发热、口渴多饮、多尿、汗闭为特征。

辨证分型

1.暑伤肺胃型：症见发热较高，口唇干燥，口渴多饮，多尿无汗，舌质红，指纹红紫。

2.下虚上盛型：症见发热，精神萎靡，面色少华，虚烦不安，口渴多饮，纳呆便溏，无汗，小便清长量多。

3.伤阴型：症见发热，虚烦不安，口渴多饮。

临床施治

1.小儿暑热茶

【组成】香薷3g　六一散（滑石与甘草药量比例为6：1）3g　青茶1～1.5g　扁豆衣5g　西瓜翠衣5g

【主治】小儿暑热，暑伤肺胃型。症见发热较高，口唇干燥，口渴多饮，多尿无汗，舌质红，指纹红紫。

【用法】前3味研粗末，与后2味药共用沸水冲泡闷10分钟；或上药加水500mL，煎沸5～10分钟，即可。每日1剂，不拘时频频饮服，超过7岁的儿童，用量可酌增。以冷饮为宜。

2.双花香薷茶

【组成】金银花6g　香薷3g　杏仁3g　淡竹叶3g　绿茶1g

【主治】小儿暑热，暑伤肺胃型。症见发热较高，口唇干燥，口渴多饮，多尿无汗，舌质红，指纹红紫。

【用法】将香薷、杏仁研末与另3味药共用沸水冲泡闷15分钟，或共加水500mL煎沸10分钟，即可。每日1剂，分上、下午2次饮服。

3．蕹菜荸荠茶

【组成】蕹菜500g　荸荠500g

【主治】小儿暑热，暑伤肺胃型。症见发热较高，口唇干燥，口渴多饮，多尿无汗，舌质红，指纹红紫。

【用法】上2味药，加水共煮汤，代茶饮，每日1剂，不拘时，频频饮之。

4．四味祛暑茶

【组成】藿香10g　鲜竹叶10g　佩兰叶10g　薏米10g

【主治】小儿暑热，暑伤肺胃型。症见发热较高，口唇干燥，口渴多饮，多尿无汗，舌质红，指纹红紫。

【用法】将薏米捣碎，其余药物切碎，煎汤取汁，代茶频饮。

5．冬瓜二核茶

【组成】冬瓜皮50g　核桃仁5g　柚子籽15g

【主治】小儿暑热，下虚上盛型。症见发热，精神萎靡，面色少华，虚烦不安，口渴多饮，纳呆便溏，无汗，小便清长量多。

【用法】将柚子籽与冬瓜皮、核桃仁共煎汤，代茶饮。每日1次。

【说明】本方具有温下清上，伏阴潜阳之功。

6．百合蜂蜜茶

【组成】干百合100g　蜂蜜150g

【主治】小儿暑热，伤阴型。症见发热，虚烦不安，口渴多饮。

【用法】干百合放入碗内蒸60分钟，趁热调入蜂蜜拌匀，待凉装瓶备用。可常服食。

7．黄瓜豆腐茶

【组成】黄瓜250g　豆腐250g

【主治】小儿暑热，暑伤肺胃型。症见发热较高，口唇干燥，口渴多饮，多尿无汗，舌质红，指纹红紫。

【用法】上药煮汤调味代茶频饮。经常饮用，效果更好。

九、小儿厌食

小儿厌食是由于小儿饮食不节，喂养不当影响脾胃受纳运化功能，或素体脾胃虚弱所致的小儿长期食欲减退或拒食的一种疾病。

辨证分型

1.脾失健运型：症见食欲减退，腹胀便溏，挟有不消化食物，气短倦怠。

2.脾胃气虚型：症见面色萎黄，形体瘦弱，精神倦怠，厌食或拒食，腹胀便溏。

3.脾虚湿困型：症见厌食，面色发黄，疲乏懒动，口腻乏味，不渴，尿涩或浑，或有便溏。

4.胃阴不足型：症见厌食口干，皮肤干燥，大便干结，舌质红，少津。

临床施治

1.消食化积内金散

【组成】鸡内金2个　白糖适量

【主治】小儿厌食，脾失健运型。症见食欲减退，腹胀便溏，挟有不消化食物，气短倦怠。

【用法】将鸡内金焙干研末，用开水冲少量，加白糖调服。

2.消食散

【组成】山药60g　麦芽30g　鸡内金15g　粳米100g

【主治】小儿厌食，脾胃气虚型。症见面色萎黄，形体瘦弱，精神倦怠，厌食或拒食，腹胀便溏。

【用法】鸡内金焙干研末，与其他各味药煮粥服食。

3.山药糕

【组成】山药500g　豆馅150g　金糕150g　面粉60g　白糖150g　青红丝适量

【主治】小儿厌食，脾胃气虚型。症见面色萎黄，形体瘦弱，精神倦怠，厌食或拒食，腹胀便溏。尤适于幼儿服食。

【用法】将山药洗净蒸烂、去皮、捣成泥，加面粉搓成面团，擀开铺平，抹匀豆馅，撒上白糖和青红丝，切成条状入笼蒸熟即可食用。

4.白萝卜汁

【组成】白萝卜、葱各适量

【主治】小儿厌食，脾失健运型。症见食欲减退，腹胀便溏，挟有不消化食物，气短倦怠。

【用法】共捣烂取汁饮用。

【说明】白萝卜可消食、导滞、下气。

5.红枣橘皮饮

【组成】红枣100g　鲜橘皮15g

【主治】小儿厌食，脾失健运型。症见食欲减退，腹胀便溏，挟有不消化食物，气短倦怠。

【用法】先将红枣用砂锅炒焦，然后与鲜橘皮放入保温杯内，以沸水冲泡，温浸10分钟左右，饭前代茶频饮。每日1次。

6.萝卜蜂蜜汤

【组成】鲜白萝卜500g　蜂蜜150mL

【主治】小儿厌食，脾失健运型。症见食欲减退，腹胀便溏，挟有不消化食物，气短倦怠。

【用法】将鲜白萝卜洗净切成小块，放在沸水内煮沸即捞出控干；晾晒6小时左右，再放锅内，加水以文火煮沸，待冷，加蜂蜜调匀，装瓶备用。每次饭后食用，连服数日。

7. 加味山楂内金散

【组成】山楂120g　鸡内金30g　锅巴1 500g　莲子（留心）120g 陈皮30g　白糖、山药粉各适量

【主治】小儿厌食，脾失健运型。症见食欲减退，腹胀便溏，挟有不消化食物，气短倦怠。

【用法】将前5味药均焙干研细末，加白糖拌匀，每次取10g，用山药粉煮糊送服。每日3次，连服5～6日。

【说明】锅底的焦米饭即为锅巴。

8. 西瓜番茄汁

【组成】西瓜、番茄各适量

【主治】小儿厌食，脾失健运型。症见食欲减退，腹胀便溏，挟有不消化食物，气短倦怠。

【用法】西瓜取瓤去子，用洁净纱布挤压取汁；番茄用沸水冲烫去皮，也用洁净纱布挤压取汁，二汁混合。代茶饮，用量不限。

9. 枣姜术桂内金饼

【组成】红枣肉250g　生姜60g　生鸡内金60g　白术120g　桂皮9g 白糖、面粉各适量

【主治】小儿厌食，脾虚湿困型。症见厌食，面色发黄，疲乏懒动，口腻乏味，不渴，尿涩或浑，或有便溏。

【用法】将前5味药各焙干研末，和匀，加白糖、面粉做成小饼，放锅中烘熟。每次2～3个，每日2～3次，空腹做点心食用，连食7～8日。

10. 补脾强胃糕

【组成】党参90g　白术60g　茯苓180g　扁豆180g　薏米180g　山药180g　芡实180g　莲子180g　陈皮45g　糯米粉1 500g　米粉1 500g 白糖适量

【主治】小儿厌食，脾胃气虚型。症见面色萎黄，形体瘦弱，精神倦怠，厌食或拒食，腹胀便溏。

【用法】将前9味共研细末，与糯米粉、米粉、白糖拌匀，蒸糕或做饼食。每日3次，每次30～60g，空腹做点心食用，连食7～8日。

11. 糯米山药茯苓饼

【组成】糯米粉250g　山药粉250g　白糖250g　茯苓100g　芡实100g　莲子100g

【主治】小儿厌食，脾胃气虚型。症见面色萎黄，形体瘦弱，精神倦怠，厌食或拒食，腹胀便溏。

【用法】将莲子去心，与茯苓、芡实焙干后研末，与糯米粉、山药粉和白糖拌匀，做小饼蒸熟。每日空腹食几个，连食8～10日。

12. 山楂粳米粥

【组成】山楂30～40g　粳米50～100g　白糖10g

【主治】小儿厌食，脾失健运型。症见食欲减退，腹胀便溏，挟有不消化食物，气短倦怠。

【用法】先将山楂放砂锅内煎取浓汁，去渣后放粳米、白糖煮粥。以上1次食完。7～10日为1个疗程，不宜空腹食用。

13. 增液粥

【组成】乌梅15g　北沙参15g　白芍10g　粳米适量

【主治】小儿厌食，胃阴不足型。症见厌食口干，皮肤干燥，大便干结，舌质红，少津。

【用法】前3味药水煎取汁；粳米文火煮为稀粥，兑入药汁。每日1剂，分3次口服。

14. 胡萝卜粥

【组成】胡萝卜200g　粳米100g

【主治】小儿厌食，脾胃气虚型。症见面色萎黄，形体瘦弱，精神倦怠，厌食或拒食，腹胀便溏等。

【用法】胡萝卜切碎捣汁，与粳米同煮粥。早晚服食。

15. 山楂饭

【组成】山楂50g　粳米200g

【主治】小儿厌食，脾失健运型。症见食欲减退，腹胀便溏，挟有不消化食物，气短倦怠。

【用法】山楂洗净去核，与粳米共置盆中，加入适量水，上笼屉隔水蒸成米饭。午、晚餐食之。

16. 锅巴糊

【组成】山楂120g　锅巴1 500g　莲子（不去心）120g　陈皮30g 鸡内金25g　山药粉、白糖各适量

【主治】小儿厌食，脾失健运型。症见食欲减退，腹胀便溏，挟有不消化食物，气短倦怠。

【用法】将前5味药焙干研末，调入白糖，每次10g，用山药粉煮糊送服。每日3次，连服6～7日。

17. 橘皮鲫鱼汤

【组成】鲫鱼1条　生姜30g　橘皮10g　胡椒1g　盐适量

【主治】小儿厌食，脾胃气虚型。症见面色萎黄，形体瘦弱，精神倦怠，厌食或拒食，腹胀便溏等。

【用法】将鲫鱼治净；生姜洗净、切片与橘皮、胡椒一同用纱布包好放入鲫鱼腹内，加水文火炖熟，加盐调味，空腹喝汤吃鱼。每日1剂，分2次服。连服数日。

十、小儿营养不良

小儿营养不良是由于对小儿的喂养不当，或多种疾病的影响，使脾胃虚损，运化失宜，脏腑失养，气液耗伤导致全身虚羸消瘦的小儿常见疾病。中医称为疳证。

辨证分型

1. 脾虚挟积型： 症见面黄肌瘦，神烦气急，手足心热，纳呆腹胀，食入即吐。

2.**脾胃虚弱型**：症见面黄少华，形体消瘦，毛发枯黄，精神不振，厌食。

3.**气血两亏型**：症见面色㿠白，哭声无力，厌食，精神不振，形体羸瘦。

4.**肝脾肿大型**：症见腹部胀大，时有疼痛，面黄肌瘦。

临床施治

1.丁香姜奶汤

【组成】牛奶250mL　丁香2粒　姜汁1茶匙　白糖适量

【主治】小儿营养不良，脾胃虚弱型。症见面黄少华，形体消瘦，毛发枯黄，精神不振，厌食。

【用法】将丁香、姜汁、牛奶同放锅内煮沸，捞出丁香，加白糖调味。

【说明】本方具有理虚、降逆气、止呕痛之功效。

2.大麦粥

【组成】大麦50g　红糖适量

【主治】小儿营养不良，脾胃虚弱型。症见面黄少华，形体消瘦，毛发枯黄，精神不振，厌食。

【用法】大麦浸泡轧碎，加水煮粥，调入红糖。每日1剂，分2次温服。

3.扁豆山药粥

【组成】炒扁豆60g　山药60g　粳米45g

【主治】小儿营养不良，脾胃虚弱型。症见面黄少华，形体消瘦，毛发枯黄，精神不振，厌食。

【用法】将上药同煮为粥，早晚各1次服用。

4.鳝鱼薏米山药粥

【组成】鳝鱼250g　薏米30g　山药30g　生姜3g　盐或糖适量

【主治】小儿营养不良，脾胃虚弱型。症见面黄少华，形体消瘦，毛发枯黄，精神不振，厌食。

【用法】鳝鱼去内脏，洗净切成段，与薏米、山药和生姜同煮为粥，调入盐或糖。随意服食。

5. 鹌鹑粳米粥

【组成】鹌鹑1只　粳米适量

【主治】小儿营养不良，脾胃虚弱型。症见面黄少华，形体消瘦，毛发枯黄，精神不振，厌食。

【用法】鹌鹑洗净、切块，与粳米同煮。每日2～3次温服。

6. 焦红薯

【组成】红薯适量

【主治】小儿营养不良，脾虚挟积型。症见面黄肌瘦，神烦气急，手足心热，纳呆腹胀，食入即吐。

【用法】红薯放在余火中烤焦。每日服食1次。

7. 小米焦巴散

【组成】小米50g　红糖适量

【主治】小儿营养不良，脾虚挟积型。症见面黄肌瘦，神烦气急，手足心热，纳呆腹胀，食入即吐。

【用法】将小米焦巴焙干，研细粉。用红糖水调服，每日2～3次，每次3g。

8. 田鸡二米糊

【组成】田鸡100g　粳米粉400g　小米粉50g

【主治】小儿营养不良，脾胃虚弱型。症见面黄少华，形体消瘦，毛发枯黄，精神不振，厌食。

【用法】煮田鸡汤取汤汁；粳米粉、小米粉共置锅中，加入田鸡汤，再加入适量水，煮成糊。

9. 茯苓煮鸡肝

【组成】鸡肝30g　茯苓10g

【主治】小儿营养不良，脾胃虚弱型。症见面黄少华，形体消瘦，毛发枯黄，精神不振，厌食。

【用法】共煮，吃鸡肝，喝汤。连服10日。

10. 核桃蚕蛹汤

【组成】核桃仁100～150g　蚕蛹50g

【主治】小儿营养不良，气血两亏型。症见面色㿠白，哭声无力，厌食，精神不振，形体羸瘦。

【用法】将蚕蛹略炒，与核桃肉一起放入锅中加水炖服。隔日1次，连服5～7次。

11. 朱砂黄连鸡肝贴

【组成】朱砂3g　胡黄连3g　鲜公鸡肝1个

【主治】小儿营养不良，脾虚挟积型。症见面黄肌瘦，神烦气急，手足心热，纳呆腹胀，食入即吐。

【用法】先将前2味药共研细末，与鲜公鸡肝共捣烂如泥状。贴于患儿囟门之上（头发剃光），任其自行干落。

12. 蜈蚣贴

【组成】蜈蚣1条　阿魏9g　杏仁7个

【主治】小儿营养不良，脾虚挟积型。症见面黄肌瘦，神烦气急，手足心热，纳呆腹胀，食入即吐。

【用法】上药捣烂如泥备用。贴敷腹部。

❀ 十一、小儿呕吐

呕吐是小儿常见的症状，见于不同年龄的多种疾病。呕吐是由于食管、胃或肠道呈逆蠕动，并伴有腹肌强力痉挛性收缩，迫使食管或胃内容物从口、鼻腔涌出，严重呕吐甚至使患儿呈呼吸暂停的窒息状态。

辨证分型

1. 伤食型：症见呕吐酸臭乳块或不消化物，口气臭秽，脘腹胀满，吐后觉舒，不思乳食，大便秘结或泻下酸臭。

2. 暑热型：症见呕吐，发热出汗，头痛，心烦，口渴，舌质红苔黄。

3. 脾胃虚寒型：症见食入方吐或朝食暮吐，呕吐物多为清稀水液或不消化物，面色苍白，四肢欠温，腹痛便溏，舌淡苔白。

临床施治

1. 红枣丁香汁

【组成】生姜适量　红枣10g　公丁香1g

【主治】小儿呕吐，脾胃虚寒型。症见食入方吐或朝食暮吐，呕吐物多为清稀水液或不消化物，面色苍白，四肢欠温，腹痛便溏，舌淡苔白。

【用法】水煎服。每日2次。

2. 消食止呕汤

【组成】通花根6g　香附子3g　金佛草花6g　泥鳅6g

【主治】小儿呕吐，伤食型。症见呕吐酸臭乳块或不消化物，脘腹胀满，吐后觉舒，不思乳食，大便秘结或泻下酸臭。

【用法】水煎，每日服数次。

3. 二香饮

【组成】藿香3g　香薷3g　竹茹3g

【主治】小儿呕吐，暑热型。症见呕吐，发热出汗，头痛，心烦，口渴，舌质红苔黄。

【用法】水煎服。每日3次。

4. 海蛤姜汁敷

【组成】海蛤粉12g　生姜汁适量

【主治】小儿呕吐，脾胃虚寒型。症见食入方吐或朝食暮吐，呕吐物多为清稀水液或不消化物，面色苍白，四肢欠温，腹痛便溏，舌淡苔白。

【用法】用生姜汁将海蛤粉调匀，敷于涌泉穴。

❀ 十二、小儿腹泻

小儿腹泻以大便次数增多，便下稀薄或如水样为主要临床表现。致病性大肠杆菌、葡萄球菌或病毒引起的肠炎、非感染性及原因不明的消化不良属于本病范畴。

辨证分型

1. 伤食型：症见脘腹胀满疼痛，痛则欲泻，泻后痛减，大便酸臭，挟食物残渣，嗳气酸馊，泛恶呕吐，纳呆恶食，夜寐不宁，舌苔垢腻。

2. 风寒型：症见便稀多沫，色淡，臭气轻，肠鸣腹痛，或伴发热，鼻塞，流清涕，轻咳，口不渴，舌苔白润，脉浮。

3. 湿热型：症见起病急，泻势急迫，便下稀薄水样、色黄、气秽臭或挟黏液，发热烦躁，口渴欲饮，腹痛阵作，恶心呕吐，食欲减退，小便黄少，舌质红。

4. 脾虚型：症见泻下稀薄或蛋花汤样，或有适量黏液，色多黄绿，或伴发热烦渴，小便黄少。

5. 虚寒型：症见时泻时止，或五更泻，泻下清稀、色淡不臭，手足发凉，面色㿠白，神疲。

临床施治

1. 健脾姜蛋止泻方

【组成】生姜50g　鸡蛋1个

【主治】小儿腹泻，脾虚型。症见泻下稀薄或蛋花汤样，或有适量黏液，色多黄绿，或伴发热烦渴，小便黄少。

【用法】将生姜捣烂绞汁，将鸡蛋煮熟后取出蛋黄并磨碎，调入生姜汁，用温开水送服。

2. 内金橘皮粥

【组成】鸡内金6g　干橘皮3g　砂仁1.5g　粳米30g　白糖适量

【主治】小儿腹泻，伤食型。症见脘腹胀满疼痛，痛则欲泻，泻后痛减，大便酸臭，挟食物残渣，嗳气酸馊，泛恶呕吐，纳呆恶食，夜寐不宁，舌苔垢腻。

【用法】前3味药共研细末，与粳米同煮粥，临熟加入白糖。早晚各服1汤碗，温服。

3.葛根神曲粥

【组成】葛根15g　神曲15g　黄芩7.5g　粳米适量

【主治】小儿腹泻，湿热型。症见起病急，泻势急迫，便下稀薄水样、色黄、气秽臭或挟黏液，发热烦躁，口渴欲饮，腹痛阵作，恶心呕吐，食欲减退，小便黄少，舌质红。

【用法】前3味药同煮，去渣取汁，与粳米同煮至粥成。早晚各1剂，凉服。

4.暖胃羊肉羹

【组成】羊肉250g　山药50g　生姜5片　牛奶半碗　盐适量

【主治】小儿腹泻，脾胃虚寒型。症见时泻时止，或五更泻，泻下清稀、色淡不臭，手足发凉，面色㿠白，神疲。

【用法】羊肉与生姜一起放锅内，加入水，用文火炖半日，取肉汤1碗，加入山药煮烂后，再加入牛奶及盐，煮沸即可。早、晚服。

5.祛寒止泻散

【组成】仙人掌根30g　葱12g　艾叶20g　生姜6g　鸡蛋清适量

【主治】小儿腹泻，风寒型。症见便稀多沫，色淡，臭气轻，肠鸣腹痛，或伴发热，鼻塞，流清涕，轻咳，口不渴，舌苔白润，脉浮。

【用法】将前4味药捣烂，调拌鸡蛋清，外敷贴患儿肚脐处。

6.荷叶仙鹤散

【组成】荷叶12g　仙鹤草6g　苎麻6g　茶叶0.5g　蜂蜜适量

【主治】小儿腹泻，伤食型。症见脘腹胀满疼痛，痛则欲泻，泻后痛减，大便酸臭，挟食物残渣，嗳气酸馊，泛恶呕吐，纳呆恶食，夜寐不宁，舌苔垢腻。

【用法】将前4味药研细末，调拌蜂蜜冲服。每日3次。

7. 白果散

【组成】白果仁2个　鸡蛋1个

【主治】小儿腹泻，伤食型。症见脘腹胀满疼痛，痛则欲泻，泻后痛减，大便酸臭，挟食物残渣，嗳气酸馊，泛恶呕吐，纳呆恶食，夜寐不宁，舌苔垢腻。

【用法】将白果仁晒干研末，在鸡蛋上端扎一小孔，将白果仁装入鸡蛋，然后将鸡蛋竖在烤架上微火烤至熟。去皮可食。

8. 消食山楂胡萝卜煎

【组成】炒山楂15g　鲜胡萝卜2个　红糖适量

【主治】小儿腹泻，伤食型。症见脘腹胀满疼痛，痛则欲泻，泻后痛减，大便酸臭，挟食物残渣，嗳气酸馊，泛恶呕吐，纳呆恶食，夜寐不宁，舌苔垢腻。

【用法】水煎服，每日1剂，数次服完，连续服2～3日。

9. 山楂苍术木香散

【组成】山楂30g　苍术10g　木香5g　粳米适量

【主治】小儿腹泻，脾湿伤食型。症见脘腹胀满疼痛，痛则欲泻，泻后痛减，大便酸臭，挟食物残渣，嗳气酸馊，泛恶呕吐，纳呆恶食，夜寐不宁，舌苔垢腻。

【用法】前3味药研成细末，每服10g，用粳米煮汁送服，每日3次。

10. 糯米固肠粥

【组成】糯米30g　山药15g　胡椒末、白糖适量

【主治】小儿腹泻，脾虚型。症见泻下稀薄或蛋花汤样，或有适量黏液，色多黄绿，或伴发热烦渴，小便黄少。

【用法】糯米、山药共煮粥，熟后加胡椒末及白糖调服。每日1次，连服数日。

11. 白头翁薏米高粱粥

【组成】薏米30g　白头翁15g　高粱米、白糖各适量

【主治】小儿腹泻，湿热型。症见起病急，泻势急迫，便下稀薄水样、色黄、气秽臭或挟黏液，发热烦躁，口渴欲饮，腹痛阵作，恶心呕吐，食欲减退，小便黄少，舌质红。

【用法】高粱米放锅中爆花，取6g与薏米、白头翁同煎水，加入白糖调服。每日1剂，分2～3次服用，连服数日。

12. 山药山楂煎

【组成】山药15g　炒山楂15g　红糖适量

【主治】小儿腹泻，脾虚型。症见泻下稀薄或蛋花汤样，或有适量黏液，色多黄绿，或伴发热烦渴，小便黄少。

【用法】加水煎服。每日1剂，分3～4次服用，连服数日。

13. 栗子粉

【组成】栗子仁、白糖各适量

【主治】小儿腹泻，脾虚型。症见泻下稀薄或蛋花汤样，或有适量黏液，色多黄绿，或伴发热烦渴，小便黄少。

【用法】将栗子仁磨成粉，煮成稀糊，加入白糖调匀喂服。每日1～2次，连服3～5日。

14. 干姜艾叶敷脐散

【组成】干姜20g　艾叶20g　小茴香20g　川椒15g　鲜姜30g

【主治】小儿腹泻，虚寒型。症见时泻时止，或五更泻，泻下清稀、色淡不臭，手足发凉，面色㿠白，神疲。

【用法】前4味药共研细末，加入鲜姜捣烂，装入纱布袋内。敷脐，上以温水袋温之，保持温度，昼夜连续，5日为1个疗程。

15. 栀子花贴

【组成】栀子15g　鸡蛋清适量

【主治】小儿腹泻，湿热型。症见起病急，泻势急迫，便下稀薄水样、色黄、气秽臭或挟黏液，发热烦躁，口渴欲饮，腹痛阵作，恶心呕吐，食欲减退，小便黄少，舌质红。

【用法】将栀子研细末，用鸡蛋清调成膏状。贴于双足涌泉穴。

16. 吴茱萸贴饼

【组成】吴茱萸12g

【主治】小儿腹泻，虚寒型。症见时泻时止，或五更泻，泻下清稀、色淡不臭，手足发凉，面色㿠白，神疲。

【用法】上药研细末，取未熟的热饭（生心饭）适量与药粉混合成饼，温度适中，备用。取药饼放在神阙穴及其周围，用纱布固定。时间10小时，以晚上敷用为宜。

17. 附子肉桂足心贴

【组成】附子（盐水炒）9g　肉桂9g

【主治】小儿腹泻，虚寒型。症见时泻时止，或五更泻，泻下清稀、色淡不臭，手足发凉，面色㿠白，神疲。

【用法】上药同研细末，用醋调为糊状。

【说明】敷在手足心，以四肢转暖为度。

18. 绿豆贴

【组成】绿豆粉10g　鸡蛋1个

【主治】婴幼儿腹泻，伤食型。症见脘腹胀满疼痛，痛则欲泻，泻后痛减，大便酸臭，挟食物残渣，嗳气酸馊，泛恶呕吐，纳呆恶食，夜寐不宁，舌苔垢腻。

【用法】将鸡蛋黄去掉，用鸡蛋清调绿豆粉敷于囟门上，泻止去药（亦可用糯米粉10g代替绿豆粉）。

十三、小儿遗尿

小儿遗尿指3岁以上小儿，白天或夜间反复有不随意的排尿。

辨证分型

1. 肾气不足型：症见睡中遗尿，醒后方觉，发作频繁，小便清长，面色少华，神疲乏力，腰酸腿软，记忆力减退，畏寒肢冷，舌质淡。

2. 脾肺气虚型：症见睡中遗尿，尿频量少，面色少华，神疲自汗，食欲减退，大便溏薄，舌质淡、苔薄白。

3. 肝经湿热型：症见睡中遗尿，尿黄量少，尿时急迫，性情急躁，面赤唇红，口渴欲水，目赤舌质红。

4. 脾肾两虚型：症见遗尿，食欲减退，腰酸畏寒，舌质淡、苔薄白。

5. 湿盛气郁型：症见遗尿，尿频量少，腹胀，嗳气，呕恶，食欲减退。

临床施治

1. 益气止遗汤

【组成】核桃1个　五味子5粒　菟丝子10粒　莱菔子10粒　白酒适量　蜂蜜适量

【主治】小儿遗尿，肾气不足型。症见睡中遗尿，醒后方觉，发作频繁，小便清长，面色少华，神疲乏力，腰酸腿软，记忆力减退，畏寒肢冷，舌质淡。

【用法】前4味药用白酒浸后，焙干研细末，调拌蜂蜜冲服。每日1次。

2. 内金猪脬散

【组成】鸡内金2个　猪尿脬1只

【主治】小儿遗尿，肾气不足型。症见睡中遗尿，醒后方觉，发作频繁，小便清长，面色少华，神疲乏力，腰酸腿软，记忆力减退，畏寒肢冷，舌质淡。

【用法】焙干，共研细末，临睡时以开水略加一点酒送下。

3. 锁阳益肾汤

【组成】锁阳5g　桑螵蛸5g　益智仁5g

【主治】小儿遗尿，肾气不足型。症见睡中遗尿，醒后方觉，发作频繁，小便清长，面色少华，神疲乏力，腰酸腿软，记忆力减退，畏寒肢冷，舌质淡。

【用法】水煎。每日1剂，3次分服。

4. 清肝枣梅蚕茧汤

【组成】红枣100g 青梅10g 蚕茧20只 白糖50g

【主治】小儿遗尿，肝经湿热型。症见睡中遗尿，尿黄量少，尿时急迫，性情急躁，面赤唇红，口渴欲水，目赤舌质红。

【用法】前3味药水煎取汁，白糖调味。每日下午4时前服完，连用10日。

5. 缩尿茶

【组成】乌药叶不拘量

【主治】小儿遗尿，肾气不足型。症见睡中遗尿，醒后方觉，发作频繁，小便清长，面色少华，神疲乏力，腰酸腿软，记忆力减退，畏寒肢冷，舌质淡。

【用法】上药加水煎较浓汁，代茶。每日1剂，不拘时，温服，但晚饭后不能饮服。

6. 益智缩尿茶

【组成】益智仁6g 金樱子6g 乌药5g

【主治】小儿遗尿，肾气不足型。症见睡中遗尿，醒后方觉，发作频繁，小便清长，面色少华，神疲乏力，腰酸腿软，记忆力减退，畏寒肢冷，舌质淡。

【用法】上药加水1碗，煎成半碗，即可。每日1剂，代茶饮。

7. 小儿缩尿糖浆

【组成】桑螵蛸10个 山萸肉15g 益智仁15g 菟丝子15g 覆盆子15g

【主治】小儿遗尿，肾气不足型。症见睡中遗尿，醒后方觉，发作频繁，小便清长，面色少华，神疲乏力，腰酸腿软，记忆力减退，畏寒肢冷，舌质淡。

【用法】上药加入水500mL，煎2次，取汁400mL，加入红糖100g，溶化装瓶。每服10mL，每日3次。连服数日。

8. 金樱芡实粥

【组成】芡实50g　金樱子20g　白糖适量

【主治】小儿遗尿，肾气不足型。症见睡中遗尿，醒后方觉，发作频繁，小便清长，面色少华，神疲乏力，腰酸腿软，记忆力减退，畏寒肢冷，舌质淡。

【用法】先将金樱子煮汁100mL，加入芡实煮粥，放入白糖，温食。每日2次，连服数日。

9. 麻雀粥

【组成】麻雀5只　白酒20mL　糯米100g　葱1根

【主治】小儿遗尿，肾气不足型。症见睡中遗尿，醒后方觉，发作频繁，小便清长，面色少华，神疲乏力，腰酸腿软，记忆力减退，畏寒肢冷，舌质淡。

【用法】麻雀去毛及内脏，洗净，炒熟，放入白酒稍煮，加入适量水，加入糯米煮粥，粥成加入葱，沸后再煮1～2分钟即可。每日食2次，连服数日。

10. 鸡肠内金饼

【组成】公鸡肠1条　鸡内金30g　麦粉250g　盐或白糖适量

【主治】小儿遗尿，脾肺气虚型。症见睡中遗尿，尿频量少，面色少华，神疲自汗，食欲减退，大便溏薄，舌质淡、苔薄白。

【用法】公鸡肠洗净，焙干研粉，鸡内金研粉，二粉加入麦粉混匀，酌加盐或白糖，加水和面烙薄饼10个。每次食1～2个，每日2次，连服数日。

11. 韭菜饼

【组成】韭菜子9g　面粉适量

【主治】小儿遗尿，肾气不足型。症见睡中遗尿，醒后方觉，发作频繁，小便清长，面色少华，神疲乏力，腰酸腿软，记忆力减退，畏寒肢冷，舌质淡。

【用法】韭菜子研末，与面粉和面做饼。分2次食。每日1次，连服 6 ~ 7 日。

12.山药茯苓包子

【组成】山药粉100g　茯苓粉100g　板栗仁100g　核桃仁100g　白糖300g　黑芝麻粉100g　面粉适量

【主治】小儿遗尿，脾肾两虚型。症见遗尿，食欲减退，腰酸畏寒，舌质淡、苔薄白。

【用法】山药粉、茯苓粉加水调糊，加入板栗仁、核桃仁，上笼蒸30分钟，加入白糖及黑芝麻粉，拌匀成馅，面粉发面做成皮，包成包子，蒸熟，早晚食用。每日2次，可常食。

13.荔枝干

【组成】荔枝干10个

【主治】小儿遗尿，肾气不足型。症见睡中遗尿，醒后方觉，发作频繁，小便清长，面色少华，神疲乏力，腰酸腿软，记忆力减退，畏寒肢冷，舌质淡。

【用法】每日1次，连服6 ~ 7日。

14.补脾固肾公鸡肉饭

【组成】黄公鸡肉末100g　粳米300g　黄芪30g　熟地黄40g

【主治】小儿遗尿，脾肾两虚型。症见遗尿，食欲减退，腰酸畏寒，舌质淡、苔薄白。

【用法】黄芪、熟地黄加水煎煮取汁；将淘洗干净的粳米，置盆中，入药汁，加入黄公鸡肉末混匀，加入适量水，上笼屉隔水蒸成米饭。做熟食之，每日2次，服数日。

15.三子敷

【组成】五倍子12g　五味子12g　菟丝子12g

【主治】小儿遗尿，肾气不足型。症见睡中遗尿，醒后方觉，发作频繁，小便清长，面色少华，神疲乏力，腰酸腿软，记忆力减退，畏寒肢冷，舌质淡。

【用法】3味药共研细末，温开水调拌。外敷贴神阙穴、命门穴。

16. 止遗外敷方

【组成】石菖蒲20g　艾叶20g　陈皮10g　香附6g　丝瓜藤20g

【主治】小儿遗尿，湿盛气郁型。症见遗尿，尿频量少，腹胀，嗳气，呕恶，食欲减退。

【用法】将药物捣烂加热。外敷贴下腹部、腰眼穴等处。

17. 龙骨糊脐敷

【组成】龙骨15g　醋适量

【主治】小儿遗尿，肾气不足型。症见睡中遗尿，醒后方觉，发作频繁，小便清长，面色少华，神疲乏力，腰酸腿软，记忆力减退，畏寒肢冷，舌质淡。

【用法】龙骨经火煅后研末，用醋将龙骨粉调为糊状。敷脐部，外覆纱布，胶布固定，每日员换药1次，连用5～7次。

18. 丁香脐敷

【组成】丁香30g　肉桂30g　五倍子30g　补骨脂30g　白酒适量

【主治】小儿遗尿，肾气不足型。症见睡中遗尿，醒后方觉，发作频繁，小便清长，面色少华，神疲乏力，腰酸腿软，记忆力减退，畏寒肢冷，舌质淡。

【用法】上药研细末，备用。每取适量药末与白酒拌匀敷脐部，每晚1次。

十四、小儿佝偻病

佝偻病又称软骨症，是婴幼儿时期常见的一种慢性营养缺乏症，主要由于维生素D不足而使钙磷代谢失常，以骨骼系统生长发育障碍为主要临床特征。3岁以内小儿多见，尤其是早产儿。中医的鸡胸、龟背属于此病。本病初期主要表现出精神神经症状，如易兴奋，啼哭，烦躁，夜卧不安，纳少，多汗，头部尤重，枕部常见一圈脱发。进一步发展，可见囟门晚闭，下肢弯曲呈"O"形或"X"形。现代医学称之为维生素D缺乏病。

辨证分型

1. 心脾不足型：症见形体虚胖或瘦弱，易倦乏力，多汗易惊，肌肉松弛，头颅骨软，囟门大。

2. 肝肾亏损型：症见形体瘦弱，面色少华，出牙、坐、立、走等迟缓，骨骼畸形。

3. 脾虚型：症见食欲减退，便溏，消瘦。

4. 脾肾两虚型：症见虚胖或瘦弱，易倦乏力，肌肉松软，头颅骨软。

临床施治

1. 龟板乌贼饮

【组成】乌贼骨10g 龟板12g 茜草根6g 红糖适量

【主治】小儿软骨病，肝肾亏损型。症见形体瘦弱，面色少华，出牙、坐、立、走等迟缓，骨骼畸形。

【用法】前3味药水煎。加入红糖饮用，每日2～3次分服。

2. 苍术山药粥

【组成】苍术6g 山药10g 粳米15g

【主治】小儿佝偻病，脾虚型。症见食欲减退，便溏，消瘦。

【用法】苍术水煎取汁，山药打碎浸泡，与粳米同煮为糜粥，兑入苍术汁调匀服食。每日1剂，7日为1个疗程。

3. 参术散

【组成】太子参5g 白术10g 山茱萸10g 菟丝子10g 当归10g 炙甘草10g

【主治】小儿佝偻病，心脾不足型。症见形体虚胖或瘦弱，易倦乏力，多汗易惊，肌肉松弛，头颅骨软，囟门大。

【用法】上药共研细末。每次取3g，水煎服，每日3次。

4. 鹿茸龟板散

【组成】鹿茸5g　龟板20g　巴戟15g　牛膝15g　人参10g

【主治】小儿佝偻病，肝肾亏损型。症见形体瘦弱，面色少华，出牙、坐、立、走等迟缓，骨骼畸形。

【用法】上药共研细末。每次取2g，水煎服，每日3次。

5. 鸡蛋壳

【组成】鸡蛋壳适量

【主治】小儿佝偻病，适用于钙质缺乏者。

【用法】鸡蛋壳洗净焙干，研粉过筛，开水冲服。周岁以下每服0.5g，1～2岁每服1g，每日2次。

6. 板栗糕

【组成】板栗500g　白糖250g

【主治】小儿佝偻病，肝肾亏损型。症见形体瘦弱，面色少华，出牙、坐、立、走等迟缓，骨骼畸形。

【用法】板栗煮熟去皮，再蒸半小时，趁热压成泥，加入白糖搅匀。

7. 黄精蜂蜜汁

【组成】干黄精100g　蜂蜜200g

【主治】小儿佝偻病，肝肾亏损型。症见形体瘦弱，面色少华，出牙、坐、立、走等迟缓，骨骼畸形。

【用法】将干黄精用水浸泡发透，用铝锅煮至熟烂，液干，加入蜂蜜煮沸，调匀即可。每次服1汤匙。

8. 肝粥

【组成】动物肝脏、粳米各适量

【主治】小儿佝偻病，肝肾亏损型。症见形体瘦弱，面色少华，出牙、坐、立、走等迟缓，骨骼畸形。

【用法】动物肝脏洗净切碎，粳米淘净，与肝脏碎同煮为粥，常服。连服2周。

9.山萸山药枸杞粥

【组成】山萸肉15g　山药10g　枸杞子10g　粳米适量

【主治】小儿佝偻病，肝肾亏损型。症见形体瘦弱，面色少华，出牙、坐、立、走等迟缓，骨骼畸形。

【用法】前3味水煎取汁，兑入粳米粥中同煮成糜粥样，早晚服食。

10.芝麻豆腐

【组成】芝麻、豆腐泡、白糖、盐、醋各适量

【主治】小儿佝偻病，适用于钙质缺乏者。

【用法】芝麻洗净，文火炒熟。豆腐泡放入锅中，加入白糖、盐、醋调味，放少量水，文火慢煮，待汁呈薄芡时，撒上芝麻食用。

【用法】本方能补充钙质，长期食用可缓解症状。

11.韭菜虾皮

【组成】韭菜、虾皮、植物油、盐、葱花各适量

【主治】小儿佝偻病，脾肾两虚型。症见虚胖或瘦弱，易倦乏力，肌肉松软，头颅骨软。

【用法】韭菜洗净切成段，虾皮清水洗净，锅烧热放入植物油，葱花炝锅，下入虾皮炒鲜味，放入韭菜段，加入盐调味，稍炒即可食用。

【说明】两味合用，补脾肾，强筋骨。

12.胡萝卜排骨汤

【组成】胡萝卜150g　排骨250g　葱、姜、花椒、盐、味精各适量

【主治】小儿佝偻病，适用于钙质缺乏者。

【用法】先把排骨剁成小块，洗净，开水烫一下放入锅中。胡萝卜切成小条放入锅中，葱、姜、花椒装小纱布袋里扎口放锅内。文火慢煨，见肉酥脱骨时放入盐、味精调味，去袋食用。

【说明】经常服食，可补充钙质。

十五、小儿口腔溃疡

小儿口腔溃疡乃小儿较常见的口腔疾患，以口腔黏膜、舌及齿龈等处发生淡黄色或灰白色大小不等的小疮或溃疡面为临床表现。

辨证分型

1.脾胃积热型：症见口内疼痛，口渴，口臭，尿短黄，便秘，口疮数量多，周围黏膜充血明显，舌质红、苔黄。

2.虚火上炎型：症见口内疼痛，口干，手足心热，乏力，口疮两三个，周围黏膜轻微充血，舌质红、苔少。

3.气血亏虚型：症见口不渴，伴畏寒、便溏，口疮数量不多，周围黏膜不充血，舌淡、苔薄白。

4.心脾积热型：症见口内疼痛，口臭，尿短黄，便秘。

5.脾虚湿热型：症见口内疼痛，口疮周围充血明显，舌胖质红、苔黄腻。

临床施治

1.石灰散

【组成】熟石灰、冰片各等分

【主治】小儿口腔溃疡，脾胃积热型。症见口内疼痛，口渴，口臭，尿短黄，便秘，口疮数量多，周围黏膜充血明显，舌质红、苔黄。

【用法】将上药研细末，撒于患处。每日2次。

2.黄芩石膏汤

【组成】黄芩5g　薄荷6g　栀子5g　石膏15g　甘草3g

【主治】小儿口腔溃疡，脾胃积热型。症见口内疼痛，口渴，口臭，尿短黄，便秘，口疮数量多，周围黏膜充血明显，舌质红、苔黄。

【用法】水煎服。每日2次分服。

3. 西瓜白糖

【组成】西瓜1个　白糖适量

【主治】小儿口腔溃疡，脾胃积热型。症见口内疼痛，口渴，口臭，尿短黄，便秘，口疮数量多，周围黏膜充血明显，舌质红、苔黄。

【用法】将西瓜瓤去子，切成小条，暴晒至半干，加白糖腌渍，再暴晒至干。可常食，不限量。

4. 蜂蜜黄花菜

【组成】黄花菜50g　蜂蜜50g

【主治】小儿口腔溃疡，脾虚湿热型。症见口内疼痛，口疮周围充血明显，舌胖质红、苔黄腻。

【用法】先用黄花菜煎汤半杯，再加蜂蜜调匀，缓缓服用。每日1剂，分3次服完，连服4～6日。

5. 银黄乳

【组成】黄连3g　银花6g　乳汁（人乳或牛乳）100mL

【主治】小儿口腔溃疡，肺脾积热型。症见口渴，口臭，尿短黄，便秘，口疮数量多，周围黏膜充血明显，舌质红、苔黄。

【用法】前2味药水煎3次，兑入乳汁中和匀。每次30～100mL，每日3次，连服5～6日。

6. 苦瓜汁

【组成】苦瓜汁50mL　冰糖适量

【主治】小儿口腔溃疡，鹅口疮，脾胃积热型。症见口内疼痛，口渴，口臭，尿短黄，便秘，口疮数量多，周围黏膜充血明显，舌质红、苔黄。

【用法】苦瓜汁加冰糖调味。酌情服用。

7. 金针菜饮

【组成】金针菜50g　蜂蜜50g

【主治】小儿口腔溃疡，鹅口疮，脾胃积热型。症见口内疼痛，口渴，口臭，尿短黄，便秘，口疮数量多，周围黏膜充血明显，舌质红、苔黄。

【用法】先把金针菜水煎汤半杯，再调入蜂蜜，缓慢饮服。每日1剂，分3次服完，连服5日。

8. 蒲公英绿豆粥

【组成】蒲公英10g　绿豆30g　冰糖适量

【主治】小儿口腔溃疡，心脾积热型。症见口内疼痛，口臭，尿短黄，便秘。

【用法】先将蒲公英水煎取汁，再将绿豆煮为糜粥，调入蒲公英汁、冰糖即可。每日食粥3次，连服5～6日。

9. 冰硼散

【组成】白矾6g　冰片6g　硼砂3g

【主治】小儿口腔溃疡，心脾积热型。症见口内疼痛，口臭，尿短黄，便秘。

【用法】上药共研细末。撒患处。

10. 巴豆南瓜子贴

【组成】巴豆仁1粒　南瓜子7粒　杏核半个

【主治】小儿口腔溃疡，脾胃积热型。症见口内疼痛，口渴，口臭，尿短黄，便秘，口疮数量多，周围黏膜充血明显，舌质红、苔黄。

【用法】将前2味药捣成泥状，装入半个杏核内，扣于印堂穴上。1小时后拿掉。

11. 五倍子散

【组成】五倍子30g　枯矾20g　香油适量

【主治】小儿口腔溃疡，虚火上炎型。症见口内疼痛，口干，手足心热，乏力，口疮两三个，周围黏膜轻微充血，舌质红、苔少。

【用法】前2味药共研细末，用香油调匀。涂于患处，每日2～3次。

12. 黄丹散

【组成】黄丹3g　蜂蜜30g

【主治】小儿口腔溃疡，鹅口疮，适用于口腔黏膜白屑堆积较多，周围焮红者。

【用法】上药调匀，蒸成黑色。用消毒棉签蘸药擦拭患处，每日3次。

13. 吴茱萸散

【组成】吴茱萸、干姜、木鳖子各适量

【主治】小儿口腔溃疡，气血亏虚型。症见口不渴，伴畏寒、便溏，口疮数量不多，周围黏膜不充血，舌淡、苔薄白。

【用法】上药共研细末，冷水调糊。把药糊敷脐部，外覆纱布。

14. 黄柏石膏细辛散

【组成】黄柏2g　生石膏2g　细辛2g

【主治】小儿口腔溃疡，脾胃积热型。症见口内疼痛，口渴，口臭，尿短黄，便秘，口疮数量多，周围黏膜充血明显，舌质红、苔黄。

【用法】上药共研细末，备用。药末用水调糊，敷脐部，外覆纱布，每日换药1次，连用3～7次为1个疗程。

15. 口疮脐散

【组成】丁香2g　肉桂2g　细辛3g　吴茱萸3g　麻油、艾叶各适量

【主治】小儿口腔溃疡，气血亏虚型。症见口不渴，伴畏寒、便溏，口疮数量不多，周围黏膜不充血，舌淡、苔薄白。

【用法】前4味药共研细末，用麻油调成糊状。涂填脐部，再将艾叶捏成直径2cm、高1.5cm的圆锥形艾炷，放药上灸之，每日1次（重者2次），每次7壮。

16. 枯矾朱砂散

【组成】枯矾3g　朱砂0.5g

【主治】小儿口腔溃疡，鹅口疮，适用于口腔黏膜白屑堆积较多，周围焮红者。

【用法】上药共研细末。每日以适量药末敷于患处，每日3次。

17. 生姜黄连散

【组成】姜1.5g　黄连1.5g

【主治】小儿口腔溃疡，脾胃积热型。症见口内疼痛，口渴，口

臭，尿短黄，便秘，口疮数量多，周围黏膜充血明显，舌质红、苔黄。

【用法】将上药共研细末，撒患处，每日2～3次。

🌸 十六、小儿夜啼

夜啼是指小儿在夜间常常啼哭不止或时哭时止，多见于半岁以下婴儿。小儿夜啼在生理上多与饥饿、口渴、太热、太闷、尿布潮湿、白天过度兴奋等有关；至于疾病，则多见于佝偻病、蛲虫病、骨关节结核，或有发热、鼻塞，扁桃体过大妨碍呼吸等症状。小儿每到夜间即高声啼哭，呈间歇发作，甚至通宵达旦啼哭不休，白天却安静不哭。中医认为本病的病因多为脾寒、心热、惊骇、积滞四类。

辨证分型

1. 脾寒型：症见夜间啼哭不止，大便溏泻，小便清长等。

2. 心热型：症见白天兴奋，面红身热，夜间啼哭不止，大便秘结，小便黄赤等。

临床施治

1. 麦枣茶

【组成】淮小麦15g 红枣6g 炙甘草3g 蝉蜕3g 葡萄糖适量

【主治】小儿夜啼，心热型。症见白天兴奋，面红身热，夜间啼哭不止，大便秘结，小便黄赤等。

【用法】上药加水煎汤，每日1剂，不拘时当茶饮之。也可加葡萄糖调味。

2. 清心宁神茶

【组成】淡竹叶3g 辰灯心1小撮 绿茶0.5～1g 蝉蜕1～3g

【主治】小儿夜啼，心热型。症见白天兴奋，面红身热，夜间啼哭不止，大便秘结，小便黄赤等。

【用法】上药加水1碗，煎至半碗，放温后喂服，每日1剂。

【说明】淡竹叶善于清心除烦，生津利尿，是中医临床清心除烦之良药；淡竹叶既可泻心经实热又可清心经之虚火，宁心安神，是治疗小儿夜啼的必用品。辰灯心治疗小儿夜啼民间应用甚广。绿茶有清心除烦、生津止渴的功效。蝉蜕，是常用的止小儿夜啼的中药，有抗惊镇静的作用。淡竹叶、辰灯心、绿茶、蝉蜕4味药相配用，清心除烦、宁神止啼的功效明显。

3.解痉安神蝉蜕粥

【组成】蝉蜕6g　粳米30g

【主治】小儿夜啼，适用于各种原因引起的小儿夜啼。

【用法】蝉蜕去头足，水煎取汁，与粳米同煮。每日1剂，2次分服。连用5日。

4.解痉葛根散

【组成】葛根5g　蜂蜜适量

【主治】小儿夜啼，适用于各种原因引起的小儿夜啼。

【用法】葛根研末，开水冲泡，加蜂蜜。饮服。

5.茴香贴

【组成】大茴香10g　小茴香10g　陈艾10g　胡椒10g　面粉60g

【主治】小儿夜啼，脾寒型。症见夜间啼哭不止，大便溏泻，小便清长等。

【用法】将前4味药研细末，加面粉及水，做成3个小饼，外敷脐部，小饼上放热水袋熨烫（以小儿能承受为度）。每日早、午、晚各敷1次，3个饼交替使用。连用3日。

十七、小儿流涎

小儿流涎，俗称小儿流口水，较多见于1岁左右的小儿，常发生于其断奶前后。婴儿长到6月龄以后，身体各器官明显地发生变化。此时婴儿所需营养已不能局限于母乳，要逐步用米糊、菜泥等营养丰富且容易消化的辅食来补充。有些母亲用母乳喂养小儿到15个月以上才断奶，断奶后再喂辅食，这样的小儿脾胃比较虚弱，容易发生消化不良，这时候小儿流涎发生率最高。

辨证分型

1. 脾胃虚弱型：症见流涎，面白唇淡，食欲减退，精神倦怠。

2. 脾胃郁热型：症见流涎，口角赤烂，小便短赤，大便臭秽或燥结，面赤唇红。

3. 脾胃虚寒型：症见小儿涎液过多，身寒，大便溏泻，小便清长。

临床施治

1. 干姜山药汤

【组成】干姜3g　山药5g　升麻5g　党参5g

【主治】小儿流涎，脾胃虚弱型。症见流涎，面白唇淡，食欲减退，精神倦怠。

【用法】水煎服。每日1剂，2次分服。

2. 石膏黄连栀子汤

【组成】生石膏10g　黄连5g　栀子5g　灯心草5g

【主治】小儿流涎，脾胃郁热型。症见流涎，口角赤烂，小便短赤，大便臭秽或燥结，面赤唇红。

【用法】水煎服。每日1剂，2次分服。

3. 半夏白术二香汤

【组成】丁香3g　木香5g　半夏5g　白术10g　茯苓5g

【主治】小儿流涎，脾胃虚弱型。症见流涎，面白唇淡，食欲减退，精神倦怠。

【用法】水煎服。每日1剂，2次分服。

4.白术黄连葛根汤

【组成】白术5g　扁豆5g　石斛5g　黄连5g　滑石10g　葛根5g
甘草5g

【主治】小儿流涎，脾胃虚弱型。症见流涎，面白唇淡，食欲减退，精神倦怠。

【用法】水煎服。每日1剂，2次分服。

5.大黄南星汤

【组成】天南星15g　大黄10g　醋适量

【主治】小儿流涎，脾胃郁热型。症见流涎，口角赤烂，小便短赤，大便臭秽或燥结，面赤唇红。

【用法】前2味药研末，用醋调后贴足心。每晚1次，连敷3～5日。

6.生姜甘草汤

【组成】生姜3g　甘草6g

【主治】小儿流涎，脾胃虚寒型。症见小儿涎液过多，身寒，大便溏泻，小便清长。

【用法】水煎服，频服。

7.温中附子甘草止涎散

【组成】干姜5g　附子5g　甘草5g　白术5g　米汤适量

【主治】小儿流涎，脾胃虚弱型。症见流涎，面白唇淡，食欲减退，精神倦怠。

【用法】前4味药共研细末，贮瓶备用。每次1.5g，每日2次，以米汤送服。

十八、小儿麻痹症

小儿麻痹症又称脊髓灰质炎，是由脊髓灰质炎病毒引起的。临床特征为先发热（双峰热）、肢痛，伴有胃肠道或呼吸道症状，继而发生肢体麻痹和弛缓性瘫痪。损害部位为脊髓前角的运动神经元（下运动神经元），可分为脊髓型、延髓型、脑炎型或混合型。

辨证分型

1. 邪犯肺胃型（前驱期）：症见发热，咳嗽，呕吐，腹泻，咽红，舌苔薄腻，脉濡数。

2. 邪注经络型（瘫痪前期）：症见发热，肢体疼痛，转侧不利，拒绝抚抱，烦躁或嗜睡，汗多，舌苔腻。

3. 湿盛血瘀型（瘫痪前期）：症见发热，肢体胀痛，时感刺痛。

4. 肝肾亏损型（后遗症期）：症见长期瘫痪，肌肉明显萎缩，肢体畸形，皮肤欠温。

临床施治

1. 金银花茶

【组成】金银花30g　连翘15g　贯众3g　白糖适量

【主治】预防小儿麻痹症。

【用法】前3味药水煎取汁，加白糖，每日1剂，不拘时当茶温饮，连服3～5天。

2. 葛根解表清热汤

【组成】葛根10g　羌活10g　桑叶10g　金银花15g

【主治】小儿麻痹症，邪犯肺胃型（前驱期）。症见发热，咳嗽，呕吐，腹泻，咽红，舌苔薄腻，脉濡数。

【用法】水煎服。每日1剂，3次分服。

3. 祛湿活血汤

【组成】当归10g　赤芍10g　伸筋草10g　老鹳草20g

【主治】小儿麻痹症，湿盛血瘀型（瘫痪前期）。症见发热，肢体胀痛，时感刺痛。

【用法】水煎服。每日3次分服。

4.祛湿通络汤

【组成】牛膝10g　秦艽10g　黄柏10g　海风藤10g　地龙10g

【主治】小儿麻痹症，邪注经络型（瘫痪前期）。症见发热，肢体疼痛，转侧不利，拒绝抚抱，烦躁或嗜睡，汗多，舌苔腻。

【用法】水煎服。每日1剂，3次分服。

5.补骨脂饮

【组成】补骨脂10g　菟丝子10g　首乌10g　牛膝10g　人参3g

【主治】小儿麻痹症，肝肾亏损型（后遗症期）。症见长期瘫痪，肌肉明显萎缩，肢体畸形，皮肤欠温。

【用法】水煎服。每日1剂，3次分服。

6.龟板锁阳散

【组成】龟板20g　熟地黄15g　锁阳20g　虎骨10g

【主治】小儿麻痹症，肝肾亏损型（后遗症期）。症见长期瘫痪，肌肉明显萎缩，肢体畸形，皮肤欠温。

【用法】上药共研细末，温水冲服。每次口服3g，每日3次。

7.锁阳淫羊饮

【组成】锁阳10g　淫羊藿10g

【主治】小儿麻痹症，肝肾亏损型（后遗症期）。症见长期瘫痪，肌肉明显萎缩，肢体畸形，皮肤欠温。

【用法】水煎服。每日1剂，3次分服。

十九、小儿过敏性紫癜

　　小儿过敏性紫癜属于自身免疫性疾病，是以皮肤、黏膜、关节、内脏出血为特征的出血性疾病。常见皮下瘀点、瘀斑，压之不褪色。患儿多数是过敏体质。

辨证分型

1. 风热伤络型：症见起病急，皮肤紫癜散布，以下身居多，色泽鲜红，大小不一，可伴有风疹块，或痒。同时见恶风、发热等。

2. 血热妄行型：症见皮肤紫癜成片，下肢密集，色泽紫黯，常伴鼻衄、齿衄、尿血便血，可见发热，烦躁，面赤，咽干，口渴喜冷饮，小便赤短，大便干燥，舌红绛、苔黄燥。

3. 热积胃肠型：症见腹痛阵作，时轻时重，恶心呕吐，便下紫褐，腹无包块，腹痛发作同时或继后发生皮肤紫癜，口臭纳呆，大便或秘或溏，舌质红、苔黄腻。

4. 阴虚内热型：症见病程迁延，紫癜时隐时发，色泽暗红，尿血持久不消或反复发作，心烦少眠，潮热盗汗，头晕乏力，腰膝酸软，手足心热，舌质暗红、舌苔薄。

临床施治

1. 荆防治癜汤

【组成】黑荆芥10g　炒防风10g　牛蒡子10g　金银花10g　白鲜皮10g　蝉蜕5g　丹皮10g　甘草5g

【主治】小儿过敏性紫癜，风热伤络型。症见起病急，皮肤紫癜散布，以下身居多，色泽鲜红，大小不一，可伴有风疹块，或痒。同时见恶风，发热等。

【用法】水煎服。每日1剂，3次分服。

2. 龟板首乌汤

【组成】知母10g　龟板20g　制首乌10g　牛膝10g

【主治】小儿过敏性紫癜，阴虚内热型。症见病程迁延，紫癜时隐时发，色泽暗红，尿血持久不消或反复发作，心烦少眠，潮热盗汗，头晕乏力，腰膝酸软，手足心热，舌质暗红、舌苔薄。

【用法】水煎服。每日1剂，3次分服。

3.退热解毒汤

【组成】金银花15g　石膏30g　水牛角20g　生地黄10g　丹皮10g　阿胶5g

【主治】小儿过敏性紫癜，血热妄行型。症见皮肤紫癜成片，下肢密集，色泽紫黯，常伴鼻衄、齿衄、尿血便血，可见发热，烦躁，面赤，咽干，口渴喜冷饮，小便赤短，大便干燥，舌红绛、苔黄燥。

【用法】水煎服，其中石膏先煎。每日1剂，3次分服。

4.芦根粥

【组成】芦根60g　粟米60～100g　生姜3片　蜂蜜适量

【主治】小儿过敏性紫癜，风热伤络型。症见起病急，皮肤紫癜散布，以下身居多，色泽鲜红，大小不一，可伴有风疹块，或痒。同时见恶风、发热等。

【用法】粟米洗净备用，芦根加水2大碗，先煎至1碗去渣，加粟米煮稀粥，临熟加生姜片，待温调入蜂蜜即可食用。

5.雪梨粥

【组成】雪梨1个　菊花25g　麦冬25g　粳米100g　白糖适量

【主治】小儿过敏性紫癜，风热伤络型。症见起病急，皮肤紫癜散布，以下身居多，色泽鲜红，大小不一，可伴有风疹块，或痒。同时见恶风、发热等。

【用法】将前3味药洗净，雪梨切成块备用，粳米洗净煮15分钟，加前3味药煮5分钟，再加白糖搅匀，随意服用。

6.蒲公英山药粥

【组成】蒲公英15g　板蓝根15g　山药20g　绿豆30g　粳米适量

【主治】小儿过敏性紫癜，风热伤络型。症见起病急，皮肤紫癜散布，以下身居多，色泽鲜红，大小不一，可伴有风疹块，或痒。同时见恶风、发热等。

【用法】蒲公英、板蓝根、山药水煎取汁，绿豆、粳米煮为糜粥，调入药汁再煮即可服用。

7.芦根透疹茶

【组成】芦根15g 赤柽柳6g

【主治】小儿过敏性紫癜，风热伤络型。症见起病急，皮肤紫癜散布，以下身居多，色泽鲜红，大小不一，可伴有风疹块，或痒。同时见恶风、发热等。

【用法】上药加水，煎煮20分钟，每日1～2剂，不拘时，代茶温饮。

✿ 二十、小儿麻疹

小儿麻疹是由外感麻疹病毒引起的呼吸道传染病。临床以发热、咳嗽、鼻塞流涕、泪水汪汪、遍身布满红疹为特征。因疹点似麻粒大小，故名"麻疹"。

辨证分型

1.疹前期：症见体温逐渐升高，咳嗽流涕，眼泪汪汪，口颊先出疹斑。

2.出疹期

（1）症见发热不退，咳嗽加剧。

（2）症见疹出不畅，身热咳嗽，目赤流泪，打喷嚏，口渴，纳呆等。

（3）症见疹由浅红变深，由少变多，融合成片。

（4）症见疹点密布躯干、四肢，高热烦躁，咳嗽较甚。

3.疹回期：症见身热渐退，疹点隐隐，咳嗽口干。

临床施治

1.紫菜煮三豆

【组成】紫菜根、绿豆、黑豆、赤小豆各适量

【主治】麻疹流行期间，服之有预防作用。

【用法】上药加2碗水，煎至半碗，温服。每3日服1剂，连服5剂。

2. 银翘薄荷汤

【组成】金银花10g　连翘5g　牛蒡子5g　薄荷5g　升麻5g　葛根5g　紫苏叶5g

【主治】小儿麻疹，疹前期。症见体温逐渐升高，咳嗽流涕，眼泪汪汪，口颊先出疹斑。

【用法】水煎服，薄荷后下。每日1剂，3次分服。

3. 防风葛根汤

【组成】葛根6g　防风5g　荆芥6g　葱头4个

【主治】小儿麻疹，疹前期。症见体温逐渐升高，咳嗽流涕，眼泪汪汪，口颊先出疹斑。

【用法】水煎服。每日1剂，3次分服。

4. 竹笋鲫鱼汤

【组成】鲜竹笋、鲫鱼各适量

【主治】小儿麻疹，疹前期，助麻疹早发。症见体温逐渐升高，咳嗽流涕，眼泪汪汪，口颊先出疹斑。

【用法】炖汤。常服。

5. 紫苏薄荷汤

【组成】鲜蕹菜15g　紫苏叶15g　薄荷6g

【主治】小儿麻疹，疹前期，助麻疹早发。症见体温逐渐升高，咳嗽流涕，眼泪汪汪，口颊先出疹斑。

【用法】水煎。常服。

6. 胡荽饮

【组成】鲜胡荽30g

【主治】小儿麻疹，疹前期。症见体温逐渐升高，咳嗽流涕，眼泪汪汪，口颊先出疹斑。

【用法】水煎。代茶内服，每次饮20mL，每日数次。

7. 樱桃核饮

【组成】樱桃核30个　葱（连须）1根　白糖适量

【主治】小儿麻疹，疹前期。症见体温逐渐升高，咳嗽流涕，眼泪汪汪，口颊先出疹斑。

【用法】将樱桃核捣烂，与葱同水煎，加白糖调服。每日2次，连服3～4日。

8. 白萝卜汁

【组成】白萝卜适量　白糖30g

【主治】小儿麻疹，疹前期。症见体温逐渐升高，咳嗽流涕，眼泪汪汪，口颊先出疹斑。

【用法】将白萝卜加水煎汁，加白糖调服。每日2～3次，连服3～5日。

9. 西河柳葛根汤

【组成】西河柳、葛根各15～30g　白糖适量

【主治】小儿麻疹，疹前期。症见体温逐渐升高、咳嗽流涕、眼泪汪汪、口颊先出疹斑。

【用法】水煎。每日1次，连服3～4日。

10. 透疹方

【组成】金银花15g　桑叶10g　丹皮5g　升麻10g　蝉蜕10g　玄参5g

【主治】小儿麻疹，出疹期（4）。症见疹点密布躯干、四肢，高热烦躁，咳嗽较甚。

【用法】水煎服。每日1剂，3次分服。

11. 柚子叶洗剂

【组成】鲜柚子叶30～60g

【主治】小儿麻疹，出疹期（4）。症见疹点密布躯干、四肢，高热烦躁，咳嗽较甚。

【用法】水煎。外洗。

12. 野菊青蒿饮

【组成】野菊花10g 青蒿10g

【主治】小儿麻疹，出疹期（4）。症见疹点密布躯干、四肢，高热烦躁，咳嗽较甚。

【用法】水煎服。每日1剂，3次分服。

13. 鲫鱼豆腐汤

【组成】豆腐250g 鲫鱼2条

【主治】小儿麻疹，出疹期（4）。症见疹点密布躯干、四肢，高热烦躁，咳嗽较甚。

【用法】上药放砂锅内煮汤服食。每日1次，连服2～3日。

14. 莱菔子散

【组成】莱菔子6g 小米汤适量

【主治】小儿麻疹，出疹期（4）。症见疹点密布躯干、四肢，高热烦躁，咳嗽较甚。

【用法】莱菔子研碎，用小米汤冲服。每日2次，连服3～4日。

15. 清热退疹汤

【组成】地骨皮10g 沙参3g 桑皮6g 知母3g

【主治】小儿麻疹，疹后发热。

【用法】水煎服。每日1剂，2次分服。

16. 杷叶桑皮汤

【组成】枇杷叶15g 桑白皮15g 生石膏15g 冰糖适量

【主治】疹后咳嗽不止。

【用法】水煎服，去渣。每日1剂，2～3次分服。

17. 山药扁豆汤

【组成】扁豆10g 山药10g 木通3g 甘草2g

【主治】小儿麻疹，疹后腹泻。

【用法】水煎服。每日1剂，2次分服。

18. 清肺解毒透疹方

【组成】板蓝根15g　鱼腥草15g　杏仁5g　麻黄3g　生甘草3g　生石膏10g　连翘12g　黄芩6g　桔梗6g　紫草根6g

【主治】小儿麻疹，并发肺炎。

【用法】水煎服，生石膏先煎，杏仁后下。每日1剂，2次分服。

19. 胡萝卜马蹄竹蔗汤

【组成】胡萝卜250g　马蹄250g　淡竹叶20g　生甘草20g　胡荽15g　甘蔗1条

【主治】小儿麻疹，出疹期（2）。症见疹出不畅，身热咳嗽，目赤流泪，打喷嚏，口渴，纳呆等。

【用法】上药洗净，放入锅内，加入清水，武火煮沸后，文火煲2小时，取汁代茶饮之。

【说明】麻疹中、后期，疹出已透者，亦可饮用本汤，此时可去胡荽。若麻疹疹出不畅，并见高热烦躁、喘促鼻煽，属于麻疹内陷、肺热炽盛者，不宜再用本汤。

20. 葛根清肺汤

【组成】葛根（又称深葛、大葛、粉葛等）500g　猪肺1副　蜜枣60g

【主治】小儿麻疹，出疹期（3）。症见疹由浅红变深，由少变多，融合成片。

【用法】猪肺洗净、切成块，葛根切成块，加入水与上药同煲2小时，汤成饮服。

21. 麻疹外用方

【组成】鸡蛋1个　葱3根　胡荽2.5g

【主治】小儿麻疹，出疹期（1）。症见发热不退，咳嗽加剧。

【用法】鸡蛋连壳放入后2味所煎药汤中煮熟，取蛋趁热（以小儿能承受为度）搓患儿身上，从头面至躯干，次至上下肢，蛋冷再煮再搓，连搓3～4遍，盖衣被取微汗，疹即透发。

22.红苋菜煎

【组成】红苋菜30g　红苋菜籽15g

【主治】小儿麻疹，应出未出或疹出不透。

【用法】水煎服，每日1剂，2次分服。

23.瓜蒌梨

【组成】梨1个　瓜蒌末适量

【主治】小儿麻疹，疹回期。症见身热渐退，疹点隐隐，咳嗽口干。

【用法】把梨挖孔，将瓜蒌末填入后用火烧热，梨3次分服。2岁小儿2天吃1个。

24.炖蘑菇

【组成】鲜蘑菇30g

【主治】小儿麻疹，透发不畅。

【用法】水煎服。每日3次。（还可加入新鲜鲫鱼1条，少盐清炖，饮汤以提高疗效）

25.马蹄甘蔗汁

【组成】马蹄菜500g　甘蔗500g　胡萝卜250g

【主治】小儿麻疹，疹回期。症见身热渐退，疹点隐隐，咳嗽口干。

【用法】水煎取汁。每日1剂，代茶饮。

26.滋阴收疹汤

【组成】沙参10g　麦冬10g　桑叶3g　花粉10g　青蒿4.5g　生扁豆10g　鲜芦根15g

【主治】小儿麻疹，疹回期。症见身热渐退，疹点隐隐，咳嗽口干。

【用法】水煎服，每日1剂。

27.荸荠萝卜汁

【组成】鲜荸荠10个　鲜萝卜汁500mL　白糖适量

【主治】小儿麻疹，回疹期。症见身热渐退，疹点隐隐，咳嗽口干。

【用法】水煎服。每服20mL，连服数日。

28.山药莲子梨汤

【组成】山药50g 莲子30g 梨1个

【主治】小儿麻疹，疹回期。症见身热渐退，疹点隐隐，咳嗽口干。

【用法】上药同放锅内加水炖至熟烂，即可服食。每日1剂，分2～3次分服，连服4～5日。

29.鱼鳃玉竹粥

【组成】鱼鳃15g 玉竹9g 粳米50g

【主治】小儿麻疹，疹回期。症见身热渐退，疹点隐隐，咳嗽口干。

【用法】鱼鳃洗净，与玉竹、粳米同煮粥。早、晚服用，每日2次，连服3～5日。

🌸二十一、小儿水痘

小儿水痘是由于感染水痘-带状疱疹病毒引起的一种急性传染病。临床上以发热，皮肤及黏膜分批出现丘疹、疱疹，结痂为特征。疱疹内含水液，形态如豆，故名"水痘"。

辨证分型

1.风热挟湿型：症见发热较轻，鼻塞流涕，喷嚏咳嗽，起病后1～2天出疹，分批出现斑疹、丘疹、疱疹、结痂，皮疹红润，疱疹浆液清亮，分布稀疏，以躯干多见，舌质偏红、舌苔薄白。

2.湿热炽热型：症见壮热不退，烦躁不安，面红赤，口渴欲饮，水痘分布稠密，疱底红晕，大便干结，小便短赤，舌质红绛、舌苔黄糙。

临床施治

1.绿豆汤

【组成】绿豆100g 白糖适量

【主治】小儿水痘各型。

【用法】加入水500mL，煮汤。代饮，服时酌加白糖。每次饮20mL，每日数次。

2.解毒祛湿汤

【组成】银花10g　薏米10g　蒲公英15g　土茯苓10g

【主治】小儿水痘各型。

【用法】水煎服，每日1剂。

3.解毒祛湿止痒汤

【组成】金银花9g　防风6g　牛蒡子6g　木通3g　连翘9g　薄荷2g　滑石9g　甘草3g　蝉蜕5g　僵蚕9g　白蒺藜9g

【主治】小儿水痘，湿热炽热型。症见壮热不退，烦躁不安，面红赤，口渴欲饮，水痘分布稠密，疱底红晕，大便干结，小便短赤，舌质红绛、舌苔黄糙。

【用法】水煎服。每日1剂，3次分服。

4.祛湿解毒方1

【组成】金银花9g　防风6g　牛蒡子6g　木通3g　连翘9g　薄荷2g　滑石9g　甘草3g　泽泻6g　薏米12g

【主治】小儿水痘，湿热炽热型。症见壮热不退，烦躁不安，面红赤，口渴欲饮，水痘分布稠密，疱底红晕，大便干结，小便短赤，舌质红绛、舌苔黄糙。

【用法】水煎服。每日1剂，3次分服。

5.祛湿解毒方2

【组成】蜡梅花3g　连翘10g　银花10g　板蓝根20g　蝉蜕3g　赤芍6g　甘草3g　黄连2g　木通3g　紫花地丁10g　车前子6g

【主治】小儿水痘，湿热炽热型。症见壮热不退，烦躁不安，面红赤，口渴欲饮，水痘分布稠密，疱底红晕，大便干结，小便短赤，舌质红绛、舌苔黄糙。

【用法】水煎服。每日1剂，3次分服。

6. 祛烂痘洗液

【组成】茶叶（去梗）500～1 000g

【主治】小儿水痘，湿热炽热型。症见壮热不退，烦躁不安，面红赤，口渴欲饮，水痘分布稠密，疱底红晕，大便干结，小便短赤，舌质红绛、舌苔黄糙。

【用法】将沸水滚过捞起的茶叶，带湿铺在床上，在茶叶上面铺草纸（卫生纸）一层，令小儿卧于上面，若天寒仍需盖衣被。一宿即瘥。

【说明】烂痘多系出痘误治或卫生不洁，感染细菌而破烂，浓水浸淫，沾黏衣服。中医认为系湿毒泛溢皮肤所致。茶叶善于清热解毒、燥湿敛疮疡，有抑制绿脓杆菌、金黄色葡萄球菌等细菌的作用。卧于茶铺上面，可使上述功效直接作用于病处。

7. 茶烟祛痘痒

【组成】茶叶适量

【主治】小儿水痘，湿热炽热型。症见壮热不退，烦躁不安，面红赤，口渴欲饮，水痘分布稠密，疱底红晕，大便干结，小便短赤，舌质红绛、舌苔黄糙。

【用法】将茶叶放入盆中点燃焖烧，以烟熏。在房室内常以此法熏之。每日1次，患者卧于床上受熏。

【说明】烟熏疗法以通过烟气广泛接触病体而发挥治疗作用。

8. 竹笋鲫鱼汤

【组成】鲜竹笋50g　鲫鱼1条

【主治】小儿水痘，风热挟湿型。症见发热较轻，鼻塞流涕，喷嚏咳嗽，起病后1～2天出疹，分批出现斑疹、丘疹、疱疹、结痂，皮疹红润，疱疹浆液清亮，分布稀疏，以躯干多见，舌质偏红、舌苔薄白。

【用法】共煮汤。调味服食。每日1次，3～5日为1个疗程。

9. 荷叶粥

【组成】鲜荷叶1张（干品30～50g）　粳米100g　冰糖适量

【主治】小儿水痘，风热挟湿型。症见发热较轻，鼻塞流涕，喷嚏咳嗽，起病后 1 ～ 2 天出疹，分批出现斑疹、丘疹、疱疹、结痂，皮疹红润，疱疹浆液清亮，分布稀疏，以躯干多见，舌质偏红、舌苔薄白。

【用法】鲜荷叶水煎取汁，与粳米同煮为粥，调入冰糖。早晚服食。

10.鲫鱼汤

【组成】鲫鱼1尾（约500g）

【主治】小儿水痘，风热挟湿型。症见发热较轻，鼻塞流涕，喷嚏咳嗽，起病后 1 ～ 2 天出疹，分批出现斑疹、丘疹、疱疹、结痂，皮疹红润，疱疹浆液清亮，分布稀疏，以躯干多见，舌质偏红、舌苔薄白。

【用法】鲫鱼清除内脏、留鳞，煮汤。令患儿饮服。

11.薏米粥

【组成】薏米30g　粳米60g

【主治】小儿水痘，风热挟湿型。症见发热较轻，鼻塞流涕，喷嚏咳嗽，起病后 1 ～ 2 天出疹，分批出现斑疹、丘疹、疱疹、结痂，皮疹红润，疱疹浆液清亮，分布稀疏，以躯干多见，舌质偏红、舌苔薄白。

【用法】上药共同煮粥，1次食完。每日2次，作为主食，连服数日。

12.果仁薏米粥

【组成】白果仁8 ～ 12粒　薏米50g　白糖或冰糖适量

【主治】小儿水痘，风热挟湿型。症见发热较轻，鼻塞流涕，喷嚏咳嗽，起病后 1 ～ 2 天出疹，分批出现斑疹、丘疹、疱疹、结痂，皮疹红润，疱疹浆液清亮，分布稀疏，以躯干多见，舌质偏红、舌苔薄白。

【用法】将白果仁、薏米放入砂锅内，加入水煮熟后，加入白糖或冰糖调味。每日服食1次，连服3 ～ 5日。

13.四味冰糖饮

【组成】薄荷9g　芦根15g　薏米15g　竹叶6g　冰糖30g

【主治】小儿水痘，恢复期。症见热退，水痘分布稀薄。

【用法】前4味药水煎（水200mL）。取汁加入冰糖调服。每日1次，连服5 ～ 6日。

二十二、小儿蛔虫病

小儿蛔虫病是一种肠道寄生虫病。一般症见患儿食欲异常，脐周有阵发性疼痛，但无明显压痛，纳呆，消瘦，面部可见白色虫斑，巩膜可见蓝点，下唇或出现颗粒样大小白点，睡中磨牙，嗜食异物等。

临床施治

1.麻油葱泥

【组成】葱1把　生麻油或菜油1～2匙

【主治】小儿蛔虫病。

【用法】葱洗净切碎，捣烂绞汁，调入生麻油或菜油，空腹服下，每日2次，连服3日即可。

【说明】本方主治由于蛔虫所引起的腹痛。具有驱虫止痛之功效。

2.香炒榧子

【组成】榧子适量

【主治】小儿蛔虫病。

【用法】略炒令香脆。每次吃5～10粒，每日2次，连服7日。

3.使君子肉饼

【组成】使君子肉30g　猪瘦肉250g　麦面30g

【主治】小儿蛔虫病，身体虚弱。

【用法】猪瘦肉剁碎，加入使君子肉及麦面，调匀蒸饼10个。每服1个，每日2次，5日为1个疗程。

4.炒蚕蛹

【组成】蚕蛹50g　植物油、盐各适量

【主治】小儿蛔虫病。

【用法】蚕蛹加入植物油、盐炒食。每日1次，可常食。

5.苦楝皮糖浆

【组成】红糖适量　鲜苦楝根白皮（用量：1岁15g，2～3岁20g，

4～6岁30g，10～14岁60g）

【主治】小儿蛔虫病。

【用法】鲜苦楝根白皮洗净剪碎，煎浓汁，加入红糖煮为糖浆。每日1剂，3次分服，连服2～3日。

6.乌梅川椒生姜汁

【组成】乌梅10个　川椒6g　生姜3片

【主治】小儿蛔虫病。

【用法】水煎。每日1剂，分2次空腹服下，连服2～3日。

7.榧子鸡蛋

【组成】榧子3g　鸡蛋1个　植物油

【主治】小儿蛔虫病。

【用法】榧子研细末，调入鸡蛋搅匀，放入植物油中煎熟。早起空腹1次服完，连用2～3日。

8.生嚼丝瓜子

【组成】黑色生丝瓜子20粒

【主治】小儿蛔虫病。

【用法】空腹嚼烂咽下，每日1次，连服3日。

9.石榴树根皮

【组成】石榴树根皮（二层皮）20～25g　红糖适量

【主治】小儿蛔虫病。

【用法】水煎取汁，红糖调服。

10.无花果根

【组成】无花果根或茎100g

【主治】小儿蛔虫病，钩虫病。

【用法】水煎取浓汁，晨起空腹1次服下。

11.乌梅汤

【组成】乌梅15g

【主治】小儿蛔虫病，钩虫病。

【用法】加入水500mL，煎至100mL，晨起空腹1次服完；2煎在午餐前1次服尽。

二十三、小儿蛲虫病

小儿蛲虫病，症见肛门周围奇痒，入夜尤甚，夜卧不安。检查时，肉眼可见白色线样小虫在肛周活动。

临床施治

1.百部榧子蜜膏

【组成】百部30g　白蜜50g　榧子30g

【主治】小儿蛲虫病。

【用法】百部水煎（水300mL，煎至150mL），去渣加白蜜收膏，榧子研粉，加入百部蜜膏，加温调匀，装瓶。每服20mL，每日3次，饭前空腹服。

2.南瓜子

【组成】生南瓜子120g

【主治】小儿蛲虫病。

【用法】去皮研碎，温水调服。每日2次，每次1汤匙，连服7日。

3.葵花子

【组成】葵花子120g

【主治】小儿蛲虫病。

【用法】去皮吃仁。每日1次，连吃1周。

4.马齿苋汤

【组成】鲜马齿苋适量

【主治】小儿蛲虫病。

【用法】煎汤，空腹服。每日1次，连服3～4日。

5. 黑芝麻汤

【组成】黑芝麻50g　白糖适量

【主治】小儿蛲虫病。

【用法】黑芝麻水煎去渣，加入白糖调服。每日空腹1～2次，连服3日。

6. 榧子蒜片汤

【组成】榧子50g　使君子仁50g　大蒜50g

【主治】小儿蛲虫病。

【用法】榧子切碎，使君子仁切碎，大蒜切片，一起水煎取汁。每日3次，空腹服。

7. 清虫止痒

【组成】大蒜、凡士林各适量

【主治】小儿蛲虫病。

【用法】将大蒜捣碎，调入凡士林，临睡前涂于患者肛门四周，第二天将肛门清洗干净。

8. 酱汤蒜片

【组成】大蒜、酱汤各适量

【主治】小儿蛲虫病。症见长期食欲较差，消瘦。

【用法】大蒜切片，与酱汤同烧食，每次2～3片，每天空腹食3次。

【说明】适用于驱除蛲虫。

二十四、小儿钩虫病

初感染时钩蚴侵入皮肤可有痒疹及荨麻疹。继之钩蚴进入血循环可引起蠕蚴移行症，患儿发热、咳嗽，血液中嗜酸性粒细胞增多。待成虫在肠中发育成熟后，成虫吸食血液并使肠黏膜损伤处不易凝血，久之引起失血性贫血。患儿表现为食欲减退，消化不良，并有营养不良，面色苍白，皮肤毛发干燥稀疏，精神萎靡，淡漠，懒动，有时为烦躁不安，心悸、气短、眩晕，异食癖，腹泻和便秘交替。贫血严重者可发生贫血性心脏病。

临床施治

1. 姜汁黄鳝饭

【组成】黄鳝150g　姜汁20mL　粳米150g　花生油适量

【主治】小儿钩虫病。

【用法】将黄鳝洗净切成段，用姜汁、花生油拌匀。粳米置盆内加入水上笼武火蒸，待饭煮至水分将干时，把鳝鱼段放于饭上，文火焖30分钟后服用。每天做早餐服食，连服7～10日。

2. 生食大蒜

【组成】大蒜适量

【主治】小儿钩虫病。

【用法】大蒜切成碎，空腹吞服。每次吃5～10枚。

3. 驱钩虫茶

【组成】马齿苋200g　醋100mL

【主治】小儿钩虫病。

【用法】马齿苋研粉，过60目筛，加入醋拌匀，压制茶块，每块30g。临睡前开水冲泡，代茶饮。每日1次，每次1块，连服7日为1个疗程。

4. 榧子茶

【组成】榧子30g

【主治】小儿钩虫病。

【用法】炒香，沸水冲泡，代茶频饮。

5. 参芪补膏

【组成】党参50g　黄芪100g　当归30g　红枣200g　红糖适量

【主治】小儿钩虫病引起的贫血体虚。

【用法】前3味药水煎2次，去渣取汁500mL，红枣文火炖烂取汁及枣泥，加入前3味药的药汁，再加入红糖收膏。每次服20mL，每日3次，连服数日。

❀ 二十五、小儿绦虫病

小儿绦虫病即寸白虫病，症见面黄肌瘦，心腹痛，食欲减退，大便不调，便中有节状虫体，长寸许，色白如蛆，或如扁平节片状虫体；连续相接。患儿衣物上时可见虫体节片。

临床施治

1. 花椒末

【组成】花椒适量

【主治】小儿绦虫病。

【用法】用文火炒焦，研成细末。每次服3g，每日3次，6日为1个疗程。

2. 椰子肉汁

【组成】椰子1个

【主治】小儿绦虫病。

【用法】先喝椰汁后吃椰肉。晨起空腹1次吃完，连服6～7日。

3. 榧子

【组成】榧子7粒

【主治】小儿绦虫病。

【用法】每日空腹嚼食。

妇科疾病

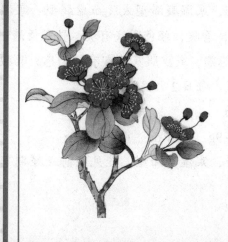

❀ 一、痛经

痛经，亦称经行腹痛，指妇女经期或经期前后出现的周期性下腹部疼痛。

辨证分型

1. 气滞血瘀型：症见经前或经期下腹部胀痛，拒按，经量少或不畅，经色紫黯有块。

2. 寒湿凝滞型：症见经前或经期下腹部冷痛，喜暖，经色黯淡有块，畏寒便溏。

3. 湿热郁结型：症见经前下腹部疼痛，按之加重，经来加剧，低热起伏，经色黯红、质稠有块。

4. 气血虚弱型：症见经期或经后下腹部隐痛，或下腹部及阴部有空坠感，喜按，经量少、色淡。

5. 肝肾虚损型：症见经后下腹部绵绵作痛，腰部酸胀，经色黯淡、量少、质稀，耳鸣。

6. 风湿型：症见经前或经期下腹部疼痛，呕恶，经行不畅。

临床施治

1. 红糖姜汤

【组成】鲜姜15g　红糖15g

【主治】痛经，寒湿凝滞型或气血虚弱型。寒湿凝滞型，症见经前或经期下腹部冷痛，喜暖，经色黯淡有块，畏寒便溏；气血虚弱型，症见经期或经后下腹部隐痛，或少腹及阴部有空坠感，喜按，经量少，色淡。

【用法】水煎。每日2次温服。

2. 散寒暖宫汤

【组成】生姜9g　木香6g　小茴香15g

【主治】痛经，寒湿凝滞型。症见经前或经期下腹部冷痛，喜暖，经色黯淡有块，畏寒便溏。

【用法】水煎。每日1剂，2次分服。

3. 艾叶调经食方

【组成】生姜15g　艾叶10g　鸡蛋2个

【主治】痛经，寒湿凝滞型。症见经前或经期下腹部冷痛，喜暖，经色黯淡有块，畏寒便溏。

【用法】将上药放入锅内，加入2大碗清水煮至鸡蛋熟，去鸡蛋壳，用文火煮至药液大半碗。汤与鸡蛋同食。

4. 川芎调经茶

【组成】川芎3g　茶叶6g

【主治】痛经，月经不调，闭经，产后腹痛；风热头痛，胸痹心痛。

【用法】上药加水1碗（300～400mL），煎至半碗汤汁（150～200mL），即可。每日1～2剂，于饭前热服。

【说明】川芎，乃治疗妇科诸痛症及内伤头痛之良药。其性味辛温，善于行气开郁、活血止痛。茶叶，其功在清目，除烦满、利瘀滞，茶叶所含的咖啡因、茶碱，有扩张血管、改善血液循环的作用。在饮用时，茶叶以红茶为佳。

5. 调经茶

【组成】制香附150g　当归30g　莪术30g　藿香30g　枳壳30g　白芍30g　五灵脂30g　延胡索30g　吴茱萸30g　边桂30g　丹皮30g　茯苓30g　砂仁30g　苏叶30g　小茴香30g　熟地黄150g　黄酒60mL

【主治】痛经，气滞血瘀型。症见经前或经期下腹部胀痛，拒按，经量少或不畅，经色紫黯有块。

【用法】先将小茴香研碎，过粗罗；再将前14味药研末，过药筛与小茴香末共拌匀；然后另取熟地黄，水煎成膏状，再将上药末与熟地黄一同加入黄酒搅拌，晒干即可。用纱布袋分装，每袋9g，以药代茶饮。

【说明】综观所用之药，均系理气、活血、破瘀止痛、温经之要品。此方临床效果良好。

6.玫瑰月季调经茶

【组成】玫瑰花9g　月季花9g（鲜品均用18g）　红茶3g

【主治】痛经，气滞血瘀型。症见经前或经期下腹部胀痛，拒按，经量少或不畅，经色紫黯有块。

【用法】上药制粗末，以沸水冲泡闷10分钟，即可。每日1剂，不拘时温服，连服数日。在经行前几日服为宜。

【说明】玫瑰花、月季花均能活血祛瘀、理气止痛，是治疗妇女月经不调、痛经闭经之佳品。红茶，其功除烦下气、利湿散结、活血祛瘀，且其所含的咖啡因能兴奋神经中枢，使精神振奋。

7.开郁香附茶

【组成】香附200g　醋适量

【主治】痛经，月经不调，气滞血瘀型。症见经前或经期下腹部胀痛，拒按，经量少或不畅，经色紫黯有块。

【用法】将香附经醋炒后，研末备用。每次10～15g，用纱布包，置保温瓶中，以沸水泡闷15分钟后代茶饮。每日1～2包。

【说明】香附理气开郁，是妇科调经止痛的常用药。

8.肝肾滋补汤

【组成】金樱子20g　菟丝子20g　夏枯草12g　钩藤10g　夜交藤14g

【主治】痛经，肝肾虚损型。症见经后下腹部绵绵作痛，腰部酸胀，经色黯淡、量少、质稀，耳鸣。

【用法】水煎。每日2次分服。

9.理气活血汤

【组成】杜鹃花根20g　月月红根12g　土鳖虫6个　香附12g　蜂蜜适量

【主治】痛经，气血虚弱型。症见经期或经后下腹部隐痛，或下腹部及阴部有空坠感，喜按，经量少、色淡。

【用法】前4味药研细末，调拌蜂蜜冲服，每日3次。

10. 温经汤

【组成】吴茱萸5g　茴香3g　艾叶10g

【主治】痛经，寒湿凝滞型。症见经前或经期下腹部冷痛，喜暖，经色黯淡有块，畏寒便溏。

【用法】水煎。每日1剂，2次分服。

11. 活血行气汤

【组成】桂枝6g　丹皮10g　桃仁10g　赤芍6g

【主治】痛经，气滞血瘀型。症见经前或经期下腹部胀痛，拒按，经量少或不畅，经色紫黯有块。

【用法】水煎。每日1剂，2次分服。

12. 行经头痛汤

【组成】石决明25g　当归25g　酸枣仁25g　枸杞子20g　菊花20g　白芍15g　丹皮15g　藁本15g　白芷15g　牛膝15g

【主治】痛经，适用于经期头痛，烦躁易怒，口干、口苦，面红目赤者。

【用法】水煎。每日1剂，2次分服。

13. 山楂酒

【组成】干山楂片200g　白酒300mL

【主治】痛经，寒湿凝滞型。症见经前或经期下腹部冷痛，喜暖，经色黯淡有块，畏寒便溏。

【用法】白酒浸干山楂片1周后服用。每次10~20mL，每日2次，月经来潮前服。

14. 益母草煮鸡蛋

【组成】益母草30~60g　玄胡20g　鸡蛋2个

【主治】痛经，气滞血瘀型。症见经前或经期下腹部胀痛，拒按，经量少或不畅，经色紫黯有块。

【用法】上药加入水同煮，鸡蛋熟后去壳取蛋再煮片刻，去药渣，吃蛋饮汤。于月经前，每日1次，连服5~7日。

15.桂皮山楂汤

【组成】桂皮6g　山楂肉9g　红糖50g

【主治】痛经，寒湿凝滞型。症见经前或经期下腹部冷痛，喜暖，经色黯淡有块，畏寒便溏。

【用法】水煎服。于月经来潮前，每日1次，连服2～3日。

16.酒浸青核仁

【组成】青核桃仁3 000g　黄酒5 000mL　红糖1 000g

【主治】痛经，寒湿凝滞型。症见经前或经期下腹部冷痛，喜暖，经色黯淡有块，畏寒便溏。

【用法】上药混合浸泡24小时后，晒干备用。可经常服食。

17.韭菜饮

【组成】韭菜250g　红糖50g

【主治】痛经，气血虚弱型。症见经期或经后下腹部隐痛，或下腹部及阴部有空坠感，喜按，经量少、色淡。

【用法】韭菜洗净，捣烂取汁；红糖加入水煮沸，兑入韭菜汁，即可饮用。每日1次，连服2～3日，每次饮后俯卧片刻。

18.黄酒鸭蛋

【组成】青皮鸭蛋3只　姜片25g　黄酒250mL　白糖30g

【主治】各型痛经。

【用法】将黄酒倒入锅内，青皮鸭蛋破壳打入黄酒中，下姜片共煮，煮后加白糖调服。

19.川芎煮鸡蛋

【组成】川芎5g　鸡蛋2个　黄酒20mL

【主治】各型痛经。

【用法】前2味药加入水同煮，鸡蛋煮熟后去药渣及蛋壳，调入黄酒，与汤蛋同服。每日1剂，连服1周。

20.当归酒

【组成】当归15g　延胡索15g　制没药15g　红花15g　白酒1 000mL

【主治】痛经，气滞血瘀型。症见经前或经期下腹部胀痛，拒按，经量少或不畅，经色紫黯有块。

【用法】前4味药一同捣碎，纱布包裹药碎，用白酒浸泡药包，1周后取药酒服用。每日早晚空腹温饮各1杯。

21. 痛经外敷

【组成】五灵脂12g　青盐60g　香附20g　艾叶30g　菖蒲60g　葱20g

【主治】痛经，气滞血瘀型。症见经前或经期下腹部胀痛，拒按，经量少或不畅，经色紫黯有块。

【用法】将上药炒热，用纱布包裹药物，熨烫下腹部30分钟。

22. 乌药砂仁熨

【组成】乌药、砂仁、木香、延胡索、香附、甘草各等分

【主治】痛经，寒湿凝滞型。症见经前或经期下腹部冷痛，喜暖，经色黯淡有块，畏寒便溏。

【用法】将上药炒热，用纱布包裹药物，熨烫下腹部30分钟。

23. 盐酒熨

【组成】生盐250g　白酒适量

【主治】痛经，寒湿凝滞型。症见经前或经期下腹部冷痛，喜暖，经色黯淡有块，畏寒便溏。

【用法】将生盐放入锅内炒热，加入白酒和匀，再炒片刻，用纱布包好。趁热熨烫下腹部，每日3次，每次20～30分钟，连熨烫数日，以愈为度。

24. 肉桂茱萸茴香敷

【组成】肉桂10g　吴茱萸20g　茴香20g　白酒适量

【主治】痛经，寒湿凝滞型。症见经前或经期下腹部冷痛，喜暖，经色黯淡有块，畏寒便溏。

【用法】前3味药共研细末，用白酒炒热。用纱布包裹药物，趁热（以不烫皮肤为度）熨烫脐部，每月行经前熨烫3日即可。

25.乳没脐贴

【组成】乳香、没药各等分

【主治】各型痛经。

【用法】上药共研细末，用水调成药饼。于月经前取药饼，敷脐部。每日换药1次。

26.蜣威脐贴

【组成】蜣螂1只　威灵仙9g　米酒适量

【主治】痛经，气滞血瘀型。症见经前或经期下腹部胀痛，拒按，经量少或不畅，经色紫黯有块。

【用法】将前2味药烘干，研细末，加入米酒和匀。用纱布包裹药物，敷于脐部。每晚睡前贴敷，第2天早上除去，连用5～7次为1个疗程。

二、闭经

闭经是指女子发育成熟，月经不来，或除妊娠期、哺乳期、绝经期、暗经等因素，月经中断3个月以上。

辨证分型

1.肝肾不足型

（1）症见18岁尚无月经来潮，或初潮来迟，经量少而色淡。

（2）症见经色鲜红或淡红，腰膝酸软，足跟痛。

2.气血虚弱型：症见月经渐少，以至停止，面色萎黄，神疲乏力，眩晕，心悸气短。

3.气滞血瘀型：症见月经数月不来，精神抑郁、易怒，胁肋胀痛。

4.血虚寒滞型：症见月经闭止，下腹部冷痛，面色青白。

5.痰湿阻滞型：症见经闭，胸闷，神疲乏力，白带增多。

6.阴虚内热型：症见月经渐闭，五心烦热。

7.湿热型：症见月经骤停，伴有腰痛，下腹部胀痛。

临床施治

1.红糖枣姜汁

【组成】生姜25g　红糖100g　红枣100g

【主治】闭经,血虚寒滞型。症见月经闭止,下腹部冷痛,面色青白。

【用法】水煎,取汁代茶饮,连续服用至月经来潮为止。

2.调经茶

【组成】绿茶25g　白糖100g

【主治】闭经,湿热型。症见月经骤停,伴有腰痛,下腹部胀痛。

【用法】用沸水冲泡绿茶,加白糖浸泡1夜,次日饮服。每日1剂,温热顿服。

【说明】此乃月经来临之际,忽受湿热邪气之侵,致胞脉受阻,而见停经、腹胀等。该茶重用绿茶旨在清热利湿,下气散结。白糖润心肺燥热,而去腹胀、腹痛。

3.水蛭散

【组成】生水蛭30g　生山药250g　红糖适量

【主治】闭经,适用于处女经闭,体健血瘀者。

【用法】生水蛭晒干研粉,生山药轧为细末。每次用生山药末20g,冷水调匀,煮稀粥,加入红糖、生水蛭粉（1～2g）即可食用。每日2次,连服数日。

4.柏子仁饮

【组成】柏子仁12g　薏米根12g　野菊花20g　丝瓜络20g

【主治】闭经,肝肾不足型。症见18岁尚无月经来潮,或初潮来迟,经量少而色淡。

【用法】上药水煎,取汁饮,每日3次。

5.丝瓜薏米根汤

【组成】老丝瓜（鲜品）30g　薏米根30g　红糖适量

【主治】闭经,痰湿阻滞型。症见经闭,胸闷,神疲乏力,白带增多。

【用法】前2味药水煎、去渣、取汁，加入红糖调味，即可食用。每日1剂，连服5日。

6. 炖乌鸡

【组成】乌鸡肉150g　丝瓜100g　鸡内金15g　盐适量

【主治】闭经，气血虚弱型。症见月经渐少，以至停止，面色萎黄，神疲乏力，眩晕，心悸气短。

【用法】上药同煮熟，即可食用。

7. 白鸽鳖甲汤

【组成】鳖甲50g　白鸽1只

【主治】闭经，肝肾不足型。症见18岁尚无月经来潮，或初潮来迟，经量少而色淡。

【用法】将白鸽去内脏、洗净，再将鳖甲打碎，放入白鸽腹内，砂锅加入水，放入白鸽，炖熟后服食。隔日1次，每个月连服5～6次。

8. 扁豆薏米粥

【组成】薏米30g　炒扁豆15g　山楂15g　红糖适量

【主治】闭经，痰湿阻滞型。症见经闭，胸闷，神疲乏力，白带增多。

【用法】上药同煮成粥，即可食用。每日1剂，每个月连服7～8日。

9. 人参熟地黄枸杞粥

【组成】人参6g　熟地黄20g　枸杞子20g　粳米100g

【主治】闭经，气血虚弱型。症见月经渐少，以至停止，面色萎黄，神疲乏力，眩晕，心悸气短。

【用法】前3味药，水煎取汁；粳米煮成粥，待熟时调入药汁即可食用。

10. 紫河车粥

【组成】紫河车（新鲜）1具　粳米适量

【主治】闭经，肝肾不足型。症见经色鲜红或淡红，腰膝酸软，足跟痛。

【用法】紫河车洗净切成块，与粳米同煮成粥，即可食用。可连服3日。

11.杜仲山药熟地黄粥

【组成】杜仲15g　山药15g　熟地黄15g　粳米适量

【主治】闭经，肝肾不足型。症见经色鲜红或淡红，腰膝酸软，足跟痛。

【用法】前3味药，水煎取汁；粳米煮成粥，待熟时调入药汁即可食用。

12.红枣丹参糯米饭

【组成】丹参50g　糯米300g　红枣100g　红糖适量

【主治】闭经，气滞血瘀型。症见月经数月不来，精神抑郁、易怒，胁肋胀痛。

【用法】丹参水煎取汁，放入糯米中，红枣去核也放入糯米中，糯米加入水上笼隔水蒸成米饭，蘸红糖食用。温热食（午、晚餐食）。

13.红花酒

【组成】红花50g　黄酒1 000mL

【主治】闭经，气滞血瘀型。症见月经数月不来，精神抑郁、易怒，胁肋胀痛。

【用法】用黄酒浸泡红花，1周后取药酒服用。每次50mL，每日2次，每月连服6～7日。

14.益母橙子煎

【组成】益母草50～100g　橙子30g　红糖50g

【主治】闭经，气滞血瘀型。症见月经数月不来，精神抑郁、易怒，胁肋胀痛。

【用法】上药水煎，取汁饮。每日1次，每月连服数次。

15.桃仁牛血羹

【组成】桃仁12g　新鲜牛血200g　盐适量

【主治】闭经，气滞血瘀型。症见月经数月不来，精神抑郁、易怒，胁肋胀痛。

【用法】前2味药加入清水煲汤，加入盐调味。每日1～2次，佐膳。

16.归芪羊肉汤

【组成】当归30g　黄芪30g　生姜65g　羊肉250g

【主治】闭经，气血虚弱型。症见月经渐少，以至停止，面色萎黄，神疲乏力，眩晕，心悸气短。

【用法】将羊肉洗净切成块，生姜切成丝，当归、黄芪用纱布包好，上药一同放入砂锅内，加入水，炖至烂熟。去药渣，即可服食。每日1次，每月连服5～7日。

17.桃仁乌贼汤

【组成】乌贼1条（200～300g）　桃仁6g

【主治】闭经，气血虚弱型。症见月经渐少，以至停止，面色萎黄，神疲乏力，眩晕，心悸气短。

【用法】将乌贼洗净、切成块，同桃仁共煮后汤食。每日1次，每月连服5～6日。

18.枸芪乳鸽汤

【组成】黄芪30g　枸杞子30g　乳鸽1只。

【主治】闭经，气血虚弱型。症见月经渐少，以至停止，面色萎黄，神疲乏力，眩晕，心悸气短。

【用法】将乳鸽处理干净，黄芪用纱布包好，上药一同放入有水的炖盅内，隔水炖熟。饮汤，食鸽肉。一般隔日炖服1次，每月连服4～5次。

19.当归阿胶养血汤

【组成】当归身500g　阿胶250g　黄酒、冰糖各适量

【主治】闭经，气血虚弱型。症见月经渐少，以至停止，面色萎黄，神疲乏力，眩晕，心悸气短。

【用法】将阿胶研碎，用黄酒浸泡12小时，滤去黄酒。当归研碎，加入清水浸泡12小时，再煎煮3次，每次2小时，分次过滤取汁。阿胶碎与当归汤合并后，用文火煎熬，煎煮片刻，加入冰糖，待溶化即可食用。

20.灵脂蒲黄贴脐方

【组成】五灵脂30g　生蒲黄30g　桃仁15g　大黄15g　生乳香15g　生没药15g　麝香、面粉、艾绒各适量　生姜或槐树白皮1块

【主治】闭经，气滞血瘀型。症见月经数月不行，精神抑郁、易怒，胁肋胀痛。

【用法】前6味药共研细末，贮瓶备用。麝香先放脐部，面粉水调后围脐1周，用前6味药的细末填满脐部，上置生姜或槐树白皮1块，用艾绒灸之，每1岁1壮，1～3日1次。

21.益母月季贴

【组成】益母草120g　月季花60g

【主治】闭经，气滞血瘀型。症见月经数月不来，精神抑郁、易怒，胁肋胀痛。

【用法】将上药放在砂锅中，加入清水2500mL煎浓汁，捞去药渣，仍放在文火上炖之，保持药汁温热备用。嘱患者仰卧床上，以厚毛巾2条泡在药汁内，轮流取起、拧去药汁，热敷脐部及下腹部，以腹内有温热舒适感为佳。通常敷药后4～6小时，月经即通。如1次未能通经者，可再敷1次，但敷药过程中注意腹部保暖，以免受凉伤风。

22.蚕沙熨

【组成】晚蚕沙100g　益母草60g

【主治】闭经，气滞血瘀型。症见月经数月不来，精神抑郁、易怒，胁肋胀痛。

【用法】上药共研粗末，蒸热。熨烫关元穴。

23.木香地黄贴

【组成】木香、生地黄各等分

【主治】闭经，阴虚内热型。症见月经渐闭，五心烦热。

【用法】上药捣烂成饼备用。取药饼贴脐下气海穴、关元穴，上盖厚布数层，用热水袋熨烫。每日2次，每次20～30分钟。

三、倒经

倒经是指月经来潮前一两天，或正值经行时，出现有规律的吐血或鼻出血，每伴随月经周期发作，常可导致月经减少或不来。

辨证分型

1. 实热型：症见经前或经期吐血、鼻出血，量较多、色红，尿黄便结，月经可见提前、量少或不来，舌红，多见弦数脉。

2. 虚热型：症见经期或经后吐血、鼻出血，量少，色黯红，平素可见头晕耳鸣，手足心热，两颧潮红，潮热，口渴，舌红、苔花剥或无苔，多见细数脉。

3. 阴虚型：症见经期或经后吐血、鼻出血，量少、色黯红，潮热，咳嗽，咽干，口渴，多见月经前期。

临床施治

1. 茅根牛膝地黄汤

【组成】白茅根30g　川牛膝30g　生地黄30g　白糖适量

【主治】倒经，实热型。症见经前或经期吐血、鼻出血，量较多、色红，尿黄便结，月经可见提前、量少或不来，舌红，多见弦数脉。

【用法】前3味药加入水（500mL），煎取药汁（300mL），加入白糖。每次服100mL，每日3次。

2. 生地珍珠母液

【组成】生地黄30g　珍珠母（先煎）30g　丹皮炭12g　焦山栀6g　荆芥炭6g　黄芩6g　牛膝炭15g　生甘草3g

【主治】倒经，实热型。症见经前或经期吐血、鼻出血，量较多、色红，尿黄便结，月经可见提前、量少或不来，舌红，多见弦数脉。

【用法】将上药水煎，每日1剂，早晚分服，于周期性吐血、鼻出血前服完5剂。如无效果，可于下个月周期性吐血、鼻出血前再服5剂。

3.芒硝甘草汤

【组成】芒硝50g　生甘草10g

【主治】倒经，实热型。症见经前或经期吐血、鼻出血，量较多、色红，尿黄便结，月经可见提前、量少或不来，舌红，多见弦数脉。

【用法】将上药水煎1小时后，过滤去渣，顿服。若未愈可再服1剂。

4.当归赭石加味汤

【组成】全当归20g　代赭石20g　珍珠母20g　生地黄15g　玄参15g　黄芪15g　川牛膝15g　茜草15g　赤芍15g　香附15g　白茅根15g　益母草15g　黄芩6g　川黄连6g　红花6g　生甘草6g

【主治】各型倒经。

【用法】上药水煎，取汁饮。在月经来潮前7日开始服药，每日1剂，一般服药2个月。

5.二鲜饮

【组成】鲜茅根15g　鲜藕200g

【主治】倒经，实热型。症见经前或经期吐血、鼻出血，量较多、色红，尿黄便结，月经可见提前、量少或不来，舌红，多见弦数脉。

【用法】鲜茅根切成碎，鲜藕切成片，煮汁常饮。每日4～5次，连服10日。

6.生藕侧柏饮

【组成】生藕节500g　侧柏叶100g

【主治】倒经，虚热型。症见经期或经后吐血、鼻出血，量少，色黯红，平素可见头晕耳鸣，手足心热，两颧潮红，潮热，口渴，舌红、苔花剥或无苔，多见细数脉。

【用法】上药捣烂取汁，加温开水服用。每日3～4次，连服数日。

7.生白萝卜汁

【组成】生白萝卜适量

【主治】各型倒经。

【用法】生白萝卜捣烂取汁。尽量饮之。

8. 韭菜汁

【组成】韭菜1把

【主治】各型倒经。

【用法】韭菜洗净捣碎，取汁200mL，开水冲服。可在月经来潮前3日开始饮此汁，每日1剂，3次分服，直至月经结束。

9. 牛膝高粱米粥

【组成】高粱米200g　牛膝6g

【主治】各型倒经。

【用法】上药一同煮粥服食。于月经前，每日1次，连服3～5日。

10. 玉竹百合煮鸡蛋

【组成】鸡蛋1个　玉竹9g　百合9g　白及末3g

【主治】倒经，阴虚型。症见经期或经后吐血、鼻出血，量少、色黯红，潮热，咳嗽，咽干，口渴，多见月经前期。

【用法】将鸡蛋与白及末搅匀备用，玉竹、百合水煎取汁。每天早晨，将鸡蛋与白及末用玉竹、百合的煎汁冲服，连服至血止。

11. 猪皮猪蹄枣煎

【组成】猪皮60g　猪蹄1个，红枣100g

【主治】各型倒经。

【用法】上药同煮至烂熟，于月经前，每日1次，连服5～10日。

12. 黑枣猪蹄汤

【组成】黑枣500g　猪蹄1个　白糖250g

【主治】各型倒经。

【用法】上药放砂锅内煮熟，于月经前，每日1次，连服2～3日。

13. 茅根乌贼汤

【组成】白茅根30g　丹皮15g　牛膝3g　乌贼200g　盐适量

【主治】倒经，实热型。症见经前或经期吐血、鼻出血，量较多、色红，尿黄便结，月经可见提前、量少或不来，舌红，多见弦数脉。

【用法】前3味药洗净切成片，以干净纱布包裹，与乌贼同炖至熟软，去药包，放入盐，食肉饮汤。每日1次，连服3～4日。

四、带下

带下一般指妇女阴道内流出一种黏稠液体，如鼻涕，绵绵不断，通常称为白带。若带下量多，或色、质、气味发生变化，或伴有全身症状者称"带下病"。相当于现代医学的生殖道炎症、生殖器肿瘤等疾病。

辨证分型

1.脾气虚型：症见带下色白或淡黄、质黏稠、无臭味、绵绵不断，纳少便溏。

2.肾阳虚型：症见白带清冷、量多、质稀薄、终日淋漓，下腹部冷痛，腰膝酸软。

3.湿热下注型：症见带下量多，色黄绿如脓或挟血液、浑浊、味秽臭，尿短赤，口苦咽干。

4.热郁型：症见气郁，腹痛等症。

5.脾肾两虚型：症见腰痛，带下色白或淡黄、质黏稠、无臭味、绵绵不断，纳少便溏。

6.阴虚有热型：症见带下量多、色微黄质稀，或带下色黄赤相兼、质稠如糊状，或伴有阴道热辣感觉。

7.慢性盆腔炎。症见腹中包块疼痛、拒按，畏寒，得热则舒，带下清稀，下腹部发冷。

临床施治

1.螵蛸龟板丸

【组成】海螵蛸500g　龟板500g

【主治】带下，肾阳虚型。症见白带清冷、量多、质稀薄、终日淋漓，下腹部冷痛，腰膝酸软。

【用法】上药熬成膏，调和成丸，如绿豆大，每服5g，每日2次，开水送下。

2. 鸡屎藤加味散

【组成】鸡屎藤30g 何首乌20g 珍珠菜20g 朱砂莲1.2g 蜂蜜适量

【主治】带下，脾气虚型。症见带下色白或淡黄、质黏稠、无臭味、绵绵不断，纳少便溏。

【用法】前4味药共研细末，调拌蜂蜜冲服，每日2次。

3. 板蓝根天仙果煎

【组成】板蓝根30g 天仙果12g 石吊兰12g 金樱子16g

【主治】带下，热郁型。症见气郁，腹痛等症。

【用法】上药水煎，取汁饮。每日3次。

4. 槐花牡蛎散

【组成】炒槐花50g 煅牡蛎50g

【主治】带下，适用于量多如崩者。

【用法】上药共研末。温水送服。每服10g，每日2次。

5. 干姜余粮散

【组成】干姜3g 禹余粮30g 黄酒适量

【主治】各型带下。

【用法】前2味药共研细末，黄酒冲服，每次6g，日服2次。

6. 熟地黄山药汤

【组成】熟地黄20g 山药20g 丹皮15g 茯苓20g 芡实20g 黄柏10g 泽泻15g

【主治】带下，脾肾两虚型。症见腰痛，带下色白或淡黄、质黏稠、无臭味、绵绵不断，纳少便溏。

【用法】上药水煎，取汁饮。每日1剂，2次分服。

7. 鸡冠花鲜藕饮

【组成】新鲜白鸡冠花500g 鲜藕汁500mL 白糖500g

【主治】带下。适用于阴道滴虫、阴道炎所致的白带、阴痒等。

【用法】新鲜白鸡冠花水煎，每20分钟取汁1次，共取汁3次，药汁合并，先用文火收浓汁，再加入鲜藕汁，煎至稠黏时，待温，拌入白糖，把药汁吸净，拌匀晾干，压碎装瓶。每服20g，开水冲服，每日3次。

8.马兰根红枣茶

【组成】马兰根20g　红枣10g

【主治】带下，湿热下注型。症见带下量多，色黄绿如脓或挟血液、浑浊、味秽臭，尿短赤，口苦咽干。

【用法】将马兰根洗净切碎，与红枣（剪碎）一同加入水，煎汤代茶温饮，每日1剂，不拘时。

【说明】马兰根性味辛凉，功效清热利湿，凉血解毒。红枣之用，在于补脾和胃，调和营卫，运化水湿，以止带下。带下之人多有腰酸乏力之感，红枣益气之力可以胜之。此茶经过临床反复应用，行之有效者是也。

9.石榴皮茶

【组成】石榴皮30g

【主治】带下，脾肾两虚型。症见腰痛，带下色白或淡黄、质黏稠、无臭味、绵绵不断，纳少便溏。

【用法】上药水煎，代茶饮。

【说明】石榴皮具有涩肠止泻、杀虫、温肾固脉之功，对带下有较好的固涩作用。

10.冬瓜子白果煎

【组成】冬瓜子30g　白果10个　莲子15g　胡椒粉15g　白糖适量

【主治】带下，湿热下注型。症见带下量多，色黄绿如脓或挟血液、浑浊、味秽臭，尿短赤，口苦咽干。

【用法】把冬瓜子洗净，白果去皮、去心，莲子去心，前3味药加水用武火烧沸，改文火煮30分钟左右，去渣取汁，调入胡椒粉、白糖即可服用。每日2次。

11. 向日葵茎煎

【组成】向日葵茎（去皮）30g　白糖适量

【主治】带下，脾气虚型。症见带下色白或淡黄、质黏稠、无臭味、绵绵不断，纳少便溏。

【用法】将向日葵茎切成小片，水煎取汁，加入白糖调味，代茶饮。

12. 马齿苋蛋清饮

【组成】鲜马齿苋100g　蛋清（生鸡蛋）30mL

【主治】带下，湿热下注型。症见带下量多，色黄绿如脓或挟血液、浑浊、味秽臭，尿短赤，口苦咽干。

【用法】鲜马齿苋捣烂绞汁，加入蛋清调匀，加温顿服。每日1~2次，10日为1个疗程。

13. 山药芡实汤

【组成】山药（炒）30g　芡实（炒）30g　白果10枚　车前子6g　黄柏6g

【主治】带下，脾气虚型。症见带下色白或淡黄、质黏稠、无臭味、绵绵不断，纳少便溏。

【用法】上药水煎，取汁饮。每日1剂，2次分服。

14. 莲子红枣糯米粥

【组成】莲子50g　红枣100g　糯米50g

【主治】带下，脾气虚型。症见带下色白或淡黄、质黏稠、无臭味、绵绵不断，纳少便溏。

【用法】上药共煮粥。早、晚餐食，食至白带愈止。

15. 山药芡实薏米粥

【组成】薏米30g　山药30g　芡实30g　粳米50g

【主治】带下，脾气虚型。症见带下色白或淡黄、质黏稠、无臭味、绵绵不断，纳少便溏。

【用法】上药共煮粥。每日3次服食，连服7日。

16. 乌鸡糯米饭

【组成】白果5g　莲肉15g　糯米饭1碗　乌鸡（治净）1只　调料适量

【主治】带下，肾阳虚型。症见白带清冷、量多、质稀薄、终日淋漓，下腹部冷痛，腰膝酸软。

【用法】将白果、莲肉研末，与糯米饭拌匀，放入调料拌匀；拌好的米饭纳入乌鸡膛内，上笼蒸至肉烂。每日午、晚餐分食之。

17. 腐竹白果饭

【组成】腐竹50g　白果15g　粳米300g

【主治】带下，肾阳虚型。症见白带清冷、量多、质稀薄、终日淋漓，下腹部冷痛，腰膝酸软。

【用法】腐竹泡开，撕碎；白果去壳，打碎；粳米淘洗干净；将腐竹碎、白果碎与粳米混合，置盆中，加入水，上笼蒸成米饭。晚饭食之。

18. 马鞭草蒸猪肝

【组成】鲜马鞭草60g　鲜猪肝100g

【主治】带下。适用于白带过多，阴痒，经闭者。

【用法】将鲜马鞭草洗净切成碎，鲜猪肝切成片；鲜猪肝片与鲜马鞭草碎相间置瓷盆中，隔水蒸熟服食。每日1次，连服数日。

19. 黄芪炖乌骨鸡

【组成】乌骨鸡1只　黄芪50g　盐适量

【主治】带下，脾气虚型。症见带下色白或淡黄、质黏稠、无臭味、绵绵不断，纳少便溏。

【用法】乌骨鸡处理干净（留肝肾），将黄芪塞入乌骨鸡腹内，加入水，隔水蒸熟，加入盐调味。吃肉喝汤，随意服食。

20. 山药炖甲鱼

【组成】甲鱼1只　山药50g　米醋适量

【主治】带下，脾肾两虚型。症见腰痛，带下色白或淡黄、质黏稠、无臭味、绵绵不断，纳少便溏。

【用法】用米醋炒甲鱼，将山药和炒好的甲鱼一同放入砂锅内煮汤。熟后服食，隔日1次，连服4～5次。

21. 白果蒸鸡蛋

【组成】鸡蛋1个　白果2枚

【主治】各型带下。

【用法】在鸡蛋一端开一小孔。将白果放入蛋内，以纸粘封小孔，隔水蒸熟食用。每日2次，连服7～10日。

22. 椿根白皮汤

【组成】椿根白皮30g（鲜品60g）　白糖30g

【主治】带下。适用于宫颈炎、子宫内膜炎引起的赤白带下。

【用法】椿根白皮加入水（300mL），煎取药汁（150mL），去渣，加入白糖调服。每服30mL，每日2～3次，连服数日。

23. 扁豆汤

【组成】生扁豆（去皮）50g　白糖50g

【主治】带下，脾气虚型。症见带下色白或淡黄、质黏稠、无臭味、绵绵不断，纳少便溏。

【用法】上药煮熟服食。每日1次，连服7日。

24. 山药莲须猪尾汤

【组成】猪尾（连尾骨）1 000g　莲须30g　淮山药60g　白果24g　红枣50g

【主治】带下，脾肾两虚型。症见腰痛，带下色白或淡黄、质黏稠、无臭味、绵绵不断，纳少便溏。

【用法】猪尾洗净，割去肥肉，斩件。白果去壳，红枣去核，淮山药、莲须洗净，上药一同放入锅内，加入清水，武火煮沸后，文火煲3小时即可食用。

25. 淡菜芡实乌贼猪肉汤

【组成】淡菜100g　乌贼（干品）50g　猪瘦肉100g　芡实20g

【主治】带下，阴虚有热型。症见带下量多、色微黄质稀，或带下色黄赤相兼、质稠如糊状，或伴有阴道热辣感觉。

【用法】将淡菜、乌贼分别用清水浸软、洗净，乌贼连其内壳切成3～4段；芡实洗净；猪瘦肉洗净。将上药一同放入砂锅内，加入清水，武火煮沸后，文火煮2小时即可食用。

26.鹿角霜酒

【组成】鹿角霜50g　酒适量

【主治】带下，肾阳虚型。症见白带清冷、量多、质稀薄、终日淋漓，下腹部冷痛，腰膝酸软。

【用法】鹿角霜研细末，水、酒各半冲服，每次服10～15g。

【说明】忌食生冷。

27.香月贴膏（妇女白带膏）

【组成】母丁香25粒　白胡椒30粒　雄黄3g　银杏25粒　白牡丹10g　石榴皮5.4g　麝香1.8g　海螵蛸4.5g　猪脂膏300g

【主治】带下，湿热下注型。症见带下量多，色黄绿如脓或挟血液、浑浊、味秽臭，尿短赤，口苦咽干。

【用法】前8味药混合研细末，同猪脂膏搅匀，分摊10张膏药。贴于腰骶部。

28.紫河甲鱼蛇脐膏

【组成】紫河车1具　甲鱼1个　白花蛇20g　乌蛇20g　阿魏20g　三棱20g　莪术20g　红花20g　桃仁20g　肉桂20g　红丹70g　香油310mL　麝香、冰片各适量

【主治】带下，阴虚有热型。症见带下量多、色微黄质稀，或带下色黄赤相兼、质稠如糊状，或伴有阴道热辣感觉。

【用法】前11味药用香油熬枯、去渣，再熬成膏，摊膏药时兑入麝香、冰片为佳。将膏药烤后贴脐部。

29.苍术草果熏洗液

【组成】苍术30g　草果15g

【主治】带下，脾气虚型。症见带下色白或淡黄、质黏稠、无臭

味、绵绵不断，纳少便溏。

【用法】上药水煎10分钟，不需久煎，趁热熏洗阴部，待温再浸洗阴部，每次30分钟，每日2次。经期停用洗液。

30.狼毒洗液

【组成】狼毒90g

【主治】带下。适用于宫颈炎所致的带下。

【用法】上药水煎至500mL，冲洗阴道。每日1～2次，7次为1个疗程。

31.川椒茴香敷

【组成】川椒10g　大茴香10g　乳香10g　没药10g　降香10g　面粉、白酒各适量

【主治】带下，慢性盆腔炎。症见腹中包块疼痛、拒按，畏寒，得热则舒，带下清稀，下腹部发冷。

【用法】前5味药共研细末，以面粉、白酒调糊，摊铺于纱布上。敷于痛处，纱布上以热水袋热熨，每日2次。

32.芡实桑螵蛸脐贴

【组成】芡实30g　桑螵蛸30g　白芷20g　米醋适量

【主治】带下，肾阳虚型。症见白带清冷、量多、质稀薄、终日淋漓，下腹部冷痛，腰膝酸软。

【用法】前3味药共研细末，以米醋调成糊状。取药糊敷于脐部，外覆纱布，胶布固定，每日更换1次，连用5～7日。

五、崩漏

崩漏是以妇人经血非时暴下不止，或淋漓不尽为主要临床表现的疾病。突然大下谓之崩，淋漓不尽谓之漏。现代医学的功能性子宫出血、子宫炎症、宫内肿瘤均属崩漏的范畴。

辨证分型

1.脾气虚型：症见经血非时而至，崩中继而淋漓，色淡、质稀，气短神疲，面色㿠白，肢冷少食。兼见阴道大量出血，四肢发凉，脉微欲绝。

2.实火血热型：症见月经非时暴下，或淋漓不尽，色深红、质稠，口渴烦热。

3.肾阴虚型：症见经乱无期，出血淋漓不尽，色鲜红、质稍稠，头晕耳鸣，腰痛酸软。

4.肾阳虚型：症见经来无期，出血量多或淋漓不尽，色淡、质清，畏寒肢冷。

5.气滞血瘀型：症见经血非时而下，时下时止，下腹部疼痛、腰痛。

临床施治

1.止漏补虚方

【组成】葱3根　姜50g　鸡腹内蛋1件　麻油、绍兴酒各适量

【主治】崩漏，脾气虚型。症见经血非时而至，崩中继而淋漓，色淡、质稀，气短神疲，面色㿠白，肢冷少食。

【用法】葱、姜、鸡腹内蛋共捣如泥，加麻油在锅内同炒，熟后与绍兴酒一同热服。

2.姜炭伏龙肝汁

【组成】姜炭30g　伏龙肝60g

【主治】各型崩漏。

【用法】上药加两杯水同煮，一直煮到剩1杯水的水量后，虑渣取汁服用。

【说明】伏龙肝即灶心土，姜炭是将老姜放入土锅中烤，烤至表皮黑褐色即可。

3.荸荠散

【组成】荸荠1个　白酒适量

【主治】各型崩漏。

【用法】荸荠烧存性，研成细末，以白酒送服。

4. 胡桃散

【组成】胡桃肉50个　白酒适量

【主治】各型崩漏。

【用法】胡桃肉烧存性，研末，空腹时以温白酒送服即可。

5. 乌梅刺菜煎

【组成】乌梅15g　刺菜（鲜）100g　白糖适量

【主治】各型崩漏。

【用法】3味药共加1大碗清水，煎至剩大半碗，去渣取汁。每日1次，连服6～7日。

6. 阿胶乌贼煎

【组成】阿胶10g　乌贼骨粉15g　蒲黄5g　五灵脂5g

【主治】崩漏，脾气虚型。症见经血非时而至，崩中继而淋漓，色淡质稀，气短神疲，面色㿠白，肢冷少食。

【用法】上药水煎，取汁饮，每日1剂，2次分服。

7. 四黑止崩汤

【组成】地榆6g　荆芥穗6g　川连6g　黄柏3g　黄芪6g　全归6g　川芎6g　熟地黄6g　白术6g　炙黄芪6g　炙甘草3g

【主治】40岁以上妇女血崩。

【用法】上药水煎，取汁饮，每日1剂，2次分服。

8. 人参附子姜炭饮

【组成】人参1支　附子10g　炮姜炭20g

【主治】崩漏，脾气虚型。症见阴道大量出血，兼见四肢发凉、脉微欲绝。

【用法】水煎，频频饮服。

9. 当归黄芪止崩汤

【组成】当归50g　生黄芪50g　桑叶15g　三七末5g

【主治】崩漏。适用于年老气血亏损、血崩不止者。

【用法】前3味药，水煎取汁，冲三七末服下。

10. 三味止崩煎

【组成】黄芪40g 当归15g 熟附片15g

【主治】崩漏。适用于血崩而不省人事、大汗不止者。

【用法】上药水煎。温服。

11. 黄芪粥

【组成】黄芪60g 粳米100g

【主治】崩漏，脾气虚型。症见经血非时而至，崩中继而淋漓，色淡质稀，气短神疲，面色㿠白，肢冷少食。

【用法】粳米淘净，备用，以水2大碗煎黄芪，取汁1.5碗，去渣，下粳米煮粥，空腹服。

12. 山药粥

【组成】干山药片45～60g 粳米50～150g

【主治】崩漏，脾气虚型。症见阴道大量出血，兼见四肢发凉，脉微欲绝。

【用法】上药一同煮为粥。早晚温热服。

13. 芡实粥

【组成】芡实30g 粳米30g

【主治】崩漏，肾阴虚型。症见经乱无期，出血淋漓不尽，色鲜红、质稍稠，头晕耳鸣，腰痛酸软。

【用法】上药加水共煮为稀粥。早晚温热服食。

14. 智仁沙苑贴

【组成】益智仁20g 沙苑子20g 焦艾叶30g

【主治】崩漏，肾阴虚型。症见经乱无期，出血淋漓不尽，色鲜红、质稍稠，头晕耳鸣，腰痛酸软。

【用法】前2味药烘干，研细末，过筛，取药末适量，用焦艾叶浓煮汁，熬调成膏。纱布包裹，敷脐部，胶布固定。1日换药1次，直至血止。

15. 盐烟叶贴脐方

【组成】烟叶、生盐各适量

【主治】妇女崩漏，更年期阴道流血不止。

【用法】将烟叶捣烂如泥，入生盐拌匀，用纱布包好。敷肚脐上，每日换药1次，连敷3～5日为1个疗程。

🌼 六、月经不调

凡是月经的周期或经量出现异常者，称为月经不调。

辨证分型

1. 月经前期：月经周期提前7天以上，甚至1月两潮者。

（1）实热型：症见经行前期，量多色深红，质黏稠，心胸烦闷，面红口干，尿黄便结，舌质红、苔黄，脉滑数或洪数。

（2）虚热型：症见经行前期，量少色红，质黏稠，两颧潮红，手足心热，舌红、少苔，脉细数。

（3）肝郁化热型：症见经行前期，量或多或少，色红或紫，或挟有瘀块，经行不畅，乳房、胸胁、下腹部胀痛，心烦易怒，口苦咽干，苔薄黄，脉弦数。

（4）气虚型：症见经行前期，量多色淡，质清稀，神疲肢软，心悸气短，或纳少便溏，或下腹部有空坠感，舌淡苔薄，脉弱无力。

2. 月经后期：月经周期延后7天以上，甚至每隔40～50天一至。

（1）实寒型：症见经期延后，色黯量少，下腹部冷痛，得热则减，或畏寒肢冷，面色苍白，舌苔薄白，脉沉紧。

（2）虚寒型：症见经期延后，色淡量少，质清稀，下腹部绵绵作痛，喜热敷，按之痛减，腰酸无力，小便清长，大便细溏，舌淡苔薄白，脉沉迟无力。

（3）血虚型：症见经期延后，量少色淡，质清稀，头晕眼花或心悸少寐，面色苍白或萎黄，舌淡、少苔，脉虚细。

（4）气滞型：症见经期延后，量少色黯、有块，下腹部胀痛，胸胁、乳房胀痛，舌苔正常，脉弦或涩。

3.月经前后无定期：月经不按周期来潮，或前或后。

（1）肝郁型：症见经期或前或后，经量或多或少，经行不畅，胸胁、乳房、下腹部胀痛，胸闷不舒，时欲叹息，郁郁不乐，嗳气食少，舌苔薄白，脉弦。

（2）肾虚型：症见经期或前或后，量少色淡，头晕耳鸣，腰酸如折，或下腹部有空坠感，夜则溲多，舌淡、苔薄，脉沉弱。

（3）血虚型：症见经来腹痛，头晕眼花，面色苍白。

4.经期延长：月经周期基本正常，行经时间延长7天以上，甚至淋漓不净达半月之久。

（1）气虚型：症见月经淋漓不净，色淡质清，神倦乏力，心悸少寐，纳少便溏，舌淡、苔薄，脉缓弱。

（2）实寒型：症见来经色黯量少，下腹部冷痛，得热则减。

5.月经过多：月经周期正常，而经量明显超过正常月经。

（1）气虚型：症见月经量多，色淡质薄，清稀如水，面色㿠白，心悸怔忡，气短懒言，下腹部有空坠感，肢软无力，舌质淡、苔薄润，脉细弱。

（2）血热型：症见经来量多，色深红或紫红，质稠有小血块，腰腹胀痛，心烦口渴，尿黄便结，舌红、苔黄，脉滑数。

6.月经过少：月经周期基本正常，而经量明显减少，或行经时间缩短，甚或点滴即净。

（1）血虚型：症见经来量少色淡，或点滴即净，下腹部空痛，头晕眼花，心悸怔忡，面色萎黄，舌淡、苔薄，脉细弱。

（2）血瘀型：症见经来量少，色紫黯有块，下腹部胀痛拒按，血块排出后其痛减轻，可见舌质紫黯或有瘀点，脉弦或涩。

（3）肾虚型：症见月经量少，色鲜红或淡红，腰膝酸软，足跟痛，或头晕耳鸣，舌淡少津，脉沉细。

临床施治

1. 丝瓜刺菜饮

【组成】丝瓜子50g　刺菜30g　白糖50g　黄酒适量

【主治】月经前期，肝郁化热型。症见经行前期，量或多或少，色红或紫，或挟有瘀块，经行不畅，乳房、胸胁、下腹部胀痛，心烦易怒，口苦咽干，苔薄黄，脉弦数。

【用法】先将丝瓜子、刺菜加水煮20分钟，然后加白糖、黄酒饮用。月经之前，每日1剂，连服数日。

2. 棉花子饮

【组成】棉花子250g　红糖适量

【主治】月经前期，气虚型。症见经行前期，量多色淡，质清稀，神疲肢软，心悸气短，或纳少便溏，或下腹部有空坠感，舌淡苔薄，脉弱无力。

【用法】先将棉花子炒至焦黄，研细末，分10份，用红糖水冲服。月经前，早晚各服1份，连服5日。

3. 益母草黄芩饮

【组成】益母草15g　酒黄芩15g　姜10g

【主治】月经前期，肝郁化热型。症见经行前期，量或多或少，色红或紫，或挟有瘀块，经行不畅，乳房、胸胁、下腹部胀痛，心烦易怒，口苦咽干，苔薄黄，脉弦数。

【用法】水煎服，每日1剂，2次分服，月经来潮时连服3天。

4. 归芪茯苓乌鸡汤

【组成】乌骨鸡1只　当归9g　黄芪9g　茯苓9g

【主治】月经前期，虚热型。症见经行前期，量少色红，质黏稠，两颧潮红，手足心热，舌红、少苔，脉细数。

【用法】将乌骨鸡处理干净，把当归、黄芪、茯苓放入乌骨鸡腹内，将鸡腹用线缝合，整鸡放砂锅内加入水煮熟，去药渣，食肉喝汤。于月经前，每日1剂，连服3～5日。

5.益母草煮鸡蛋

【组成】益母草30～60g　鸡蛋2个

【主治】月经前期，肝郁化热型。症见经行前期，量或多或少，色红或紫，或挟有瘀块，经行不畅，乳房、胸胁、下腹部胀痛，心烦易怒，口苦咽干，苔薄黄，脉弦数。

【用法】上药加水同煮，鸡蛋熟后剥壳取蛋再煮片刻。去药渣，吃蛋，饮汤。月经前，每日1剂，连服数日。

6.地骨皮生地膏

【组成】生地黄30g　地骨皮30g　玄参15g　麦冬15g　白芍15g　阿胶30g　白蜜40mL

【主治】月经前期，虚热型。症见经行前期，量少色红，质黏稠，两颧潮红，手足心热，舌红、少苔，脉细数。

【用法】前5味药，水煎取浓汁300mL，阿胶加水60mL烊化，兑入浓汁，加白蜜，放文火上调匀，待凉装瓶。每服20mL，1日3次，5日为1个疗程。

7.月季花调经酒

【组成】月季花12朵　当归15g　丹皮15g　白酒适量

【主治】月经前期，肝郁化热型。症见经行前期，量或多或少，色红或紫，或挟有瘀块，经行不畅，乳房、胸胁、下腹部胀痛，心烦易怒，口苦咽干，苔薄黄，脉弦数。

【用法】前3味药浸于白酒中，月经来潮时适量饮酒。

8.紫苏梗红花月季调经散

【组成】紫苏梗12g　红花10g　月季花10g　何首乌10g　红枣15g　蜂蜜适量

【主治】月经后期，气滞型。症见经期延后，量少色黯、有块，下腹部胀痛，胸胁、乳房胀痛，舌苔正常，脉弦或涩。

【用法】将前5味药研细末，调拌蜂蜜冲服，每日3次，连服7日。

9. 补血调经饮

【组成】当归10g　熟地黄10g　阿胶10g

【主治】月经后期，血虚型。症见经期延后，量少色淡，质清稀，头晕眼花或心悸少寐，面色苍白或萎黄，舌淡、少苔，脉虚细。

【用法】水煎服，每日1剂，2次分服。

10. 香附乌药煎

【组成】香附6g　乌药10g　当归3g　木香1.5g

【主治】月经后期，血虚型。症见经期延后，量少色淡，质清稀，头晕眼花或心悸少寐，面色苍白或萎黄，舌淡、少苔，脉虚细。

【用法】水煎服，每日1剂，2次分服。

11. 肉桂山楂煎

【组成】肉桂6g　山楂肉10g　红糖30g

【主治】月经后期，虚寒型。症见经期延后，色淡量少，质清稀，下腹部绵绵作痛，喜热敷，按之痛减，腰酸无力，小便清长，大便细溏，舌淡苔薄白，脉沉迟无力。

【用法】水煎服。于月经前几日服，每日1次，连服5～10日。

12. 黄芪当归膏

【组成】黄芪100g　当归20g　蜂蜜100mL

【主治】月经后期，血虚型。症见经期延后，量少色淡，质清稀，头晕眼花或心悸少寐，面色苍白或萎黄，舌淡、少苔，脉虚细。

【用法】黄芪、当归水煎取浓汁300mL，加蜂蜜收膏。每服20mL，每日3次，连服数日。

13. 鸡血藤膏滋

【组成】鸡血藤1 500g

【主治】月经后期，血虚型。症见经期延后，量少色淡，质清稀，头晕眼花或心悸少寐，面色苍白或萎黄，舌淡、少苔，脉虚细。

【用法】将鸡血藤水煎1天1夜收浓汁，将浓汁澄清过滤收膏。每服15g，开水化服，每日2次。

14.加味羊肉汤

【组成】羊肉500g　黄芪25g　党参25g　当归25g　生姜50g

【主治】经期延长，实寒型。症见来经色黯量少，下腹部冷痛，得热则减。

【用法】将羊肉、生姜洗净切成块，其他药物用纱布包好。药包、羊肉块、生姜块同放砂锅内加入水，武火煮沸后改文火煮2小时，去药渣后服食。于月经过后，每日1次，连服3～5日。

15.归参浸酒

【组成】当归30g　党参20g　甜酒500mL

【主治】经期延长，实寒型。症见来经色黯量少，下腹部冷痛，得热则减。

【用法】前2味药浸入甜酒中1周以上。于月经后，每日2次，每服30mL，连服6～7日。

16.红花酒

【组成】红花100g　白酒500mL

【主治】月经后期，气滞型。症见经期延后，量少色黯、有块，下腹部胀痛，胸胁、乳房胀痛，舌苔正常，脉弦或涩。

【用法】红花浸入白酒中7天，以白酒颜色变红为度。每服10mL，1日2次，连服5～6日。

17.玫瑰花茶

【组成】玫瑰花瓣6～7g

【主治】月经前后无定期，肝郁型。症见经期或前或后，经量或多或少，经行不畅，胸胁、乳房、下腹部胀痛，胸闷不舒，时欲叹息，郁郁不乐，嗳气食少，舌苔薄白，脉弦。

【用法】玫瑰花瓣用沸水冲泡。代茶常饮。

18.毛蛋调经方

【组成】毛鸡蛋2个　姜25g　黄酒200g　白糖50g

【主治】各型月经前后无定期。

【用法】将毛鸡蛋入锅，加入黄酒、姜共煮，以白糖调服。

19. 寄生鸡蛋茶

【组成】鸡蛋4个　桑寄生60g　红枣10g

【主治】月经前后无定期，血虚型。症见经来腹痛，头晕眼花，面色苍白等。

【用法】桑寄生、红枣（去核）洗净，与鸡蛋（洗净）一同放入锅内，加入清水，文火煲1小时，去蛋壳、食蛋，饮汤。

20. 佛手柑粥

【组成】佛手柑20g　粳米100g　冰糖适量

【主治】月经前后无定期，肾虚型。症见经期或前或后，量少色淡，头晕耳鸣，腰酸如折，或下腹部有空坠感，夜则溲多，舌淡、苔薄，脉沉弱。

【用法】佛手柑煎汤、去渣，粳米煮粥，粥成后加入冰糖及佛手柑汤稍煮即可服用。每日2次，连服7日。

21. 月季蒲黄酒

【组成】月季花50g　蒲黄9g　米酒适量

【主治】月经前后无定期，肝郁型。症见经期或前或后，经量或多或少，经行不畅，胸胁、乳房、下腹部胀痛，胸闷不舒，时欲叹息，郁郁不乐，嗳气食少，舌苔薄白，脉弦。

【用法】前2味药加入水、米酒（各一半）煎服。每日1次，月经前连服数日。

22. 生地黄精粥

【组成】生地黄30g　黄精（制）30g　粳米30g

【主治】经期延长，气虚型。症见月经淋漓不净，色淡质清，神倦乏力，心悸少寐，纳少便溏，舌淡、苔薄，脉缓弱。

【用法】生地黄、黄精水煎取汁后，入粳米同煮为粥。每日1剂，早晚服食。

23.艾叶鸡蛋粥

【组成】艾叶10g　生姜15g　鸡蛋2个　粳米50～100g

【主治】经期延长，气虚型。症见月经淋漓不净，色淡质清，神倦乏力，心悸少寐，纳少便溏，舌淡、苔薄，脉缓弱。

【用法】把艾叶、生姜、鸡蛋放入砂锅中水煮，煮沸后取汁及鸡蛋，粳米煮粥，粥将熟时调入药汁及鸡蛋（剥去壳）略煮即可。喝粥，吃蛋。月经前7天服用，连服1周。

24.黄芪红枣粥

【组成】黄芪20g　当归10g　红枣50g　粳米50～100g

【主治】月经后期，血虚型。症见经期延后，量少色淡，质清稀，头晕眼花或心悸少寐，面色苍白或萎黄，舌淡、少苔，脉虚细。

【用法】红枣洗净、去核，与黄芪、当归一同水煎取汁；粳米洗净煮粥，将熟时调入药汁，再煮片刻即可。温热服食，每日1剂。经前10天开始服用。

25.益母草粥

【组成】益母草15g　陈皮10g　粳米100g

【主治】月经后期，血虚型。症见经期延后，量少色淡，质清稀，头晕眼花或心悸少寐，面色苍白或萎黄，舌淡、少苔，脉虚细。

【用法】先将前2味药水煎取汁，粳米洗净加水，与药汁同煮为粥。月经前1周服用。

26.猪肾粥

【组成】猪肾1对　生地黄50～100g　葱3根　生姜5片　粳米100g

【主治】月经后期，血虚型。症见经期延后，量少色淡，质清稀，头晕眼花或心悸少寐，面色苍白或萎黄，舌淡、少苔，脉虚细。

【用法】猪肾对剖，去脂膜、臊腺，洗净切成片；葱洗净切成碎；粳米淘净；先煮猪肾，加入葱碎，欲熟时下生姜、生地黄、粳米同煮成粥。随意服食。

27. 调经膏

【组成】菟丝子60g　白芍60g　当归60g　熟地黄30g　山药30g　茯苓20g　香附20g　柴胡10g　黄酒20mL　白蜜30mL

【主治】月经前后无定期，肝郁型。症见经期或前或后，经量或多或少，经行不畅，胸胁、乳房、下腹部胀痛，胸闷不舒，时欲叹息，郁郁不乐，嗳气食少，舌苔薄白，脉弦。

【用法】前8味药加入水500mL，煎2次共取汁350mL，加入黄酒、白蜜收膏。每服调经膏50mL，每日2～3次，10日为1个疗程，连服2～3个疗程，于月经过后服。

28. 乌梅糖水

【组成】乌梅肉15g　红糖适量

【主治】月经前期，气虚型。症见经行前期，量多色淡，质清稀，神疲肢软，心悸气短，或纳少便溏，或下腹部有空坠感，舌淡苔薄，脉弱无力。

【用法】上药加入水500mL，煎至300mL，去渣取汁。每日1剂，分2次服，连服数日。

29. 香附炭胶

【组成】香附20g　蒲黄炭40g　阿胶20g

【主治】月经前期，气虚型。症见经行前期，量多色淡，质清稀，神疲肢软，心悸气短，或纳少便溏，或下腹部有空坠感，舌淡苔薄，脉弱无力。

【用法】将香附炒黑，阿胶烊化，3味药一同水煎。每日1剂，2次分服。

30. 黄芩煎

【组成】黄芩100g

【主治】月经前期，实热型。症见经行前期，量多色深红，质黏稠，心胸烦闷，面红口干，尿黄便结，舌质红、苔黄，脉滑数或洪数。

【用法】水煎服，每日1剂，2次分服。

31.黄芪白术饮

【组成】黄芪20g　人参5g　白术15g　茜草10g　海螵蛸25g　山萸肉15g　白芍15g

【主治】月经前期，气虚型。症见经行前期，量多色淡，质清稀，神疲肢软，心悸气短，或纳少便溏，或下腹部有空坠感，舌淡苔薄，脉弱无力。

【用法】水煎服。每日1剂，2次分服。

32.阿胶糯米粥

【组成】阿胶末30g　糯米50g

【主治】月经后期，血虚型。症见经期延后，量少色淡，质清稀，头晕眼花或心悸少寐，面色苍白或萎黄，舌淡、少苔，脉虚细。

【用法】糯米煮粥，熟前加阿胶末拌匀，再煮片刻即可。于月经期间，早、晚服食。

33.木耳红枣汤

【组成】黑木耳30g　红枣200g　红糖20g

【主治】月经后期，血虚型。症见经期延后，量少色淡，质清稀，头晕眼花或心悸少寐，面色苍白或萎黄，舌淡、少苔，脉虚细。

【用法】上药一同煮汤服食。于月经期间每日1次，连服5～10次。

34.黑木耳核桃仁

【组成】黑木耳30g　核桃仁30g　红糖30g

【主治】月经后期，血虚型。症见经期延后，量少色淡，质清稀，头晕眼花或心悸少寐，面色苍白或萎黄，舌淡、少苔，脉虚细。

【用法】上药一同炖服。每日1剂，2次分服，连服7日。

35.益母草红糖茶

【组成】益母草60g　红糖50g

【主治】月经过少，血瘀型。症见经来量少，色紫黯有块，下腹部胀痛拒按，血块排出后其痛减轻，可见舌质紫黯或有瘀点，脉弦或涩。

【用法】益母草水煎取汁200mL。饮服后以热水袋暖腹。于月经过后每日1剂，连服3～5日。

36.紫河车散

【组成】紫河车1个

【主治】月经过少，肾虚型。症见月经量少，色鲜红或淡红，腰膝酸软，足跟痛，或头晕耳鸣，舌淡少津，脉沉细。

【用法】洗净后焙干研末。每次服10g，每日2次，用温水冲服，连服2～3个紫河车。

37.鸡血藤红枣猪肉汤

【组成】鸡血藤9～15g　红枣100g　猪瘦肉200g

【主治】月经后期，血虚型。症见经期延后，量少色淡，质清稀，头晕眼花或心悸少寐，面色苍白或萎黄，舌淡、少苔，脉虚细。

【用法】上药一同炖服。于月经前，每日1次，5日为1个疗程。

38.毛蛋汤

【组成】毛鸡蛋4个　生姜15g　黄酒50mL

【主治】月经过少，血瘀型。症见经来量少，色紫黯有块，下腹部胀痛拒按，血块排出后其痛减轻，可见舌质紫黯或有瘀点，脉弦或涩。

【用法】将毛蛋去壳、毛及清除内脏，加黄酒、生姜同煮熟，调味后服食。于月经前每日1剂，连服数日。

39.艾叶母鸡汤

【组成】艾叶25g　老母鸡1只　白酒120g

【主治】月经过少，血虚型。症见经来量少色淡，或点滴即净，下腹部空痛，头晕眼花，心悸怔忡，面色萎黄，舌淡、苔薄，脉细弱。

【用法·】老母鸡切成块，与艾叶、白酒共炖熟，食肉饮汤，每日1剂，分2～3次服食。于月经期连服2～3剂。

40.香附牡蛎熨

【组成】香附20g　牡蛎10g　白芍12g　三棱10g　木通12g　鸡血藤20g　牛膝12g　凡士林适量

【主治】月经不调，冲任失调型。适用于经血紫黯者。

【用法】前7味药研细末备用。取药末调拌凡士林，外贴关元穴，可推拿或热熨。

41. 炮姜山楂贴脐方

【组成】炮姜10g　山楂20g　延胡索6g　黄酒适量

【主治】月经后期，虚寒型。症见经期延后，色淡量少，质清稀，下腹部绵绵作痛，喜热敷，按之痛减，腰酸无力，小便清长，大便细溏，舌淡苔薄白，脉沉迟无力。

【用法】前3味药共研细末备用。每次取药末6g，用黄酒调为糊状，敷脐部，外覆纱布，胶布固定。每天换药1次。

42. 柴胡当归白芍膏

【组成】柴胡12g　当归12g　白芍12g　白术12g　茯苓12g　甘草12g　薄荷12g　乳香6g　没药6g　香油100mL　黄丹150g

【主治】月经前期，肝郁化热型。症见经行前期，量或多或少，色红或紫，或挟有瘀块，经行不畅，乳房、胸胁、下腹部胀痛，心烦易怒，口苦咽干，苔薄黄，脉弦数。

【用法】用香油将前7味药熬枯去渣，再加乳香、没药，最后用黄丹收膏。贴丹田穴。

43. 桃仁红花贴脐方

【组成】桃仁、红花、当归、香附、肉桂、白芍、吴茱萸、小茴香、郁金、枳壳、乌药、五灵脂、蚕沙、蒲黄、熟地黄各等分　白酒适量

【主治】月经前期，肝郁化热型。症见经行前期，量或多或少，色红或紫，或挟有瘀块，经行不畅，乳房、胸胁、下腹部胀痛，心烦易怒，口苦咽干，苔薄黄，脉弦数。

【用法】上药（除白酒外）共研细末，用白酒调成膏状。敷脐，外盖纱布，胶布固定，2日1换。

七、不孕症

育龄夫妇，夫妇婚后同居3年以上，配偶生殖功能正常，未避孕而

不受孕者，称为原发不孕；如曾生育，或流产后无避孕而又3年以上不受孕者，称为继发性不孕。

辨证分型

1.肾虚型：症见婚久不孕，月经后期，量少色淡，面色晦暗，腰酸腿软，性欲淡漠，小便清长，大便不实，舌淡苔白，脉沉细或沉迟。

2.肝郁型：症见多年不孕，经期先后不定，经来腹痛，行而不畅，量少色黯，有小血块，经前乳房胀痛，精神抑郁，烦躁易怒，舌质正常、苔薄白，脉弦。

3.痰湿型：症见婚后久不受孕，形体肥胖，经行延后，甚或闭经，带下量多、质黏稠，面色㿠白，头晕心悸，胸闷泛恶，舌苔白腻，脉滑。

4.精血不足型：症见头晕耳鸣，腰膝酸软，带下清少，形体虚羸，精神萎靡等。

临床施治

1.益母草补虚汤

【组成】益母草60g　鹅儿肠20g　牛膝12g　月月红12g

【主治】不孕症，肾虚型。症见婚久不孕，月经后期，量少色淡，面色晦暗，腰酸腿软，性欲淡漠，小便清长，大便不实，舌淡苔白，脉沉细或沉迟。

【用法】水煎服，每日1剂，3次分服。连服多日。

2.紫河车调经汤

【组成】紫河车1具　熟地黄25g　龟板20g　山萸肉15g　当归15g　白芍15g

【主治】不孕症，肾虚型。症见婚久不孕，月经后期，量少色淡，面色晦暗，腰酸腿软，性欲淡漠，小便清长，大便不实，舌淡苔白，脉沉细或沉迟。

【用法】水煎服，每日1剂，2次分服。

3. 当归远志酒

【组成】全当归150g　远志150g　好甜酒750g

【主治】不孕症，肝郁型。症见多年不孕，经期先后不定，经来腹痛，行而不畅，量少色黯，有小血块，经前乳房胀痛，精神抑郁，烦躁易怒，舌质正常、苔薄白，脉弦。

【用法】将全当归切碎后与远志和匀，以白布袋贮，置净器中，用好甜酒浸泡，密封。7日后可开取，去渣备用。每晚温服，随量饮之，不可间断。酒用尽，依法再制。

4. 三味炖鸡

【组成】茶叶根15g　凌霄花根15g　小茴香15g　老母鸡1只　黄酒、红糖、米酒、盐各适量

【主治】不孕症，痰湿型。症见婚后久不受孕，形体肥胖，经行延后，甚或闭经，带下量多、质黏稠，面色㿠白，头晕心悸，胸闷泛恶，舌苔白腻，脉滑。

【用法】月经来时，将前2味药同黄酒隔水炖2～3小时，去渣加红糖和服。月经净后第二天，将小茴香炖老母鸡，加入适量米酒和盐服食。每月1次，连服3个月。

5. 紫河车炖鹿胎

【组成】鹿胎1个　紫河车30g　猪瘦肉500g　熟地黄15g　枸杞子12g　巴戟天30g　香油适量

【主治】不孕症，肾气亏虚，精血不足型。症见头晕耳鸣，腰膝酸软，带下清少，形体虚羸，精神萎靡等。

【用法】鹿胎洗净，除去血水及残肉，用开水汆过，下锅用香油微炙。紫河车浸泡，洗净，如用鲜品，宜去尽血筋，用清水反复漂洗，下锅出水。熟地黄、枸杞子、巴戟天洗净，与猪瘦肉、鹿胎、紫河车一起放入炖盅内，加入开水，炖盅加盖，隔开水文火炖3～4小时，即可食用。

6. 仙茅炖乳鸽

【组成】乳鸽1只　仙茅10g　淫羊藿15g　红枣100g

【主治】不孕症，肾虚型。症见婚久不孕，月经后期，量少色淡，面色晦暗，腰酸腿软，性欲淡漠，小便清长，大便不实，舌淡苔白，脉沉细或沉迟。

【用法】将乳鸽去毛，宰后去内脏，洗净，切小块；仙茅、淫羊藿、红枣洗净。把全部用料一齐放入炖盅内，加入开水，炖盅加盖，隔开水文火炖3小时，即可食用。

7. 虫草山药羊肉汤

【组成】羊肉750g　冬虫夏草20g　淮山药30g　枸杞子15g　生姜4片　蜜枣4个

【主治】不孕症，肾虚型。症见婚久不孕，月经后期，量少色淡，面色晦暗，腰酸腿软，性欲淡漠，小便清长，大便不实，舌淡苔白，脉沉细或沉迟。

【用法】羊肉洗净，切块，用开水氽去膻味。冬虫夏草、淮山药、枸杞子、生姜、蜜枣（去核）洗净，与羊肉一齐放入锅内，加入清水，武火煮沸后，文火煲3小时，即可食用。

8. 巴戟锁阳羊腰汤

【组成】羊腰（即羊肾）6只　巴戟天30g　锁阳30g　淫羊藿15g　生姜4片　白酒适量

【主治】不孕症，肾虚型。症见婚久不孕，月经后期，量少色淡，面色晦暗，腰酸腿软，性欲淡漠，小便清长，大便不实，舌淡苔白，脉沉细或沉迟。

【用法】把羊腰切开，割去白筋膜，用清水冲洗干净。巴戟天、锁阳、淫羊藿、生姜洗净，与羊腰一齐放入锅内，加入清水，武火煮沸后，文火煲2小时，汤成加入白酒服。

9. 丹参当归煲牛肚汤

【组成】丹参20g　当归20g　牛肚250g　甘草3g

【主治】不孕症，子宫腔粘连及输卵管粘连堵塞。症见婚久不孕，月经正常或月经过少，经来腹痛，伴经血排出不畅等。

【用法】将牛肚洗净，切小块；丹参、当归、甘草洗净。把全部用料一齐放入锅内，加入清水，武火煮沸后，文火煮4小时，即可食用。

10. 白檀羚角贴脐方

【组成】白檀30g　羚羊角30g　零陵香15g　沉香15g　白芷15g　马兜铃15g　木鳖子15g　甘松15g　升麻15g　血竭15g　丁香21g　麝香3g

【主治】不孕症，肝郁型。症见多年不孕，经期先后不定，经来腹痛，行而不畅，量少色黯，有小血块，经前乳房胀痛，精神抑郁，烦躁易怒，舌质正常、苔薄白，脉弦。

【用法】上药共研末，分作3份。每次取1份药末用纱布包之，敷于脐部，并用艾炷灸之。

11. 五灵脂青盐贴

【组成】五灵脂6g　白芷6g　青盐6g　麝香0.3g

【主治】不孕症，肾虚型。症见婚久不孕，月经后期，量少色淡，面色晦暗，腰酸腿软，性欲淡漠，小便清长，大便不实，舌淡苔白，脉沉细或沉迟。

【用法】上药共研细末，备用。把药末填脐部，再用艾炷灸之，灸至脐腹温暖为度，5日后再灸1次。

八、阴道炎

阴道炎是临床以外阴及阴道瘙痒不堪为主要表现的疾病。中医称为"阴痒"。

临床分型

1. 滴虫性阴道炎：阴道分泌物增多，白带呈灰黄色泡沫状，质稀薄，有腥臭味；当感染严重时伴有血性或脓性分泌物，外阴及阴道瘙痒，有虫爬感，检查时阴道壁可见红色草莓状突起或出血点，以穹隆部较为明显。

2.**霉菌性阴道炎**：外阴瘙痒为主要症状，多自小阴唇内侧开始，以后蔓延到外阴部，瘙痒严重时若抓破表皮易成表浅溃疡，有灼痛感。急性期白带不多，以后渐增加，白带呈豆渣样或水样。检查时可见小阴唇两侧黏膜及阴道壁上有乳白色片状伪膜覆盖，擦去后可见黏膜充血、水肿。

辨证分型

1.**肝经湿热型**：症见阴部瘙痒，甚则坐卧不安，带下量多色黄如脓，或呈泡沫米泔样，腥臭，胸闷不适，纳谷不香，舌苔黄腻。

2.**肝肾阴虚型**：症见阴部干涩，灼热痛痒，兼见带下量少色黄，甚有血样，时有烘汗出，腰痛耳鸣。舌红少苔，脉细数无力。

临床施治

1.丹参丹皮茴香粥

【组成】丹参12g　丹皮10g　茴香15g　粳米适量

【主治】阴道炎，肝经湿热型。症见阴部瘙痒，甚则坐卧不安，带下量多色黄如脓，或呈泡沫米泔样，腥臭，胸闷不适，纳谷不香，舌苔黄腻。

【用法】前3味药水煎取汁；粳米洗净煮粥，待粥熟时调入药汁即可食用。

2.滑石瞿麦公英粥

【组成】滑石20～30g　瞿麦10g　蒲公英30g　粳米适量

【主治】阴道炎，肝经湿热型。症见阴部瘙痒，甚则坐卧不安，带下量多色黄如脓，或呈泡沫米泔样，腥臭，胸闷不适，纳谷不香，舌苔黄腻。

【用法】先将滑石用布包扎，然后与瞿麦、蒲公英水煎取汁，粳米洗净煮粥，调入药汁即可食用。

3.鲜猪胆散

【组成】鲜猪胆1个　白矾10g

【主治】阴道炎，慢性宫颈炎，肝经湿热型。症见阴部瘙痒，甚则坐卧不安，带下量多色黄如脓，或呈泡沫米泔样，腥臭，胸闷不适，纳谷不香，舌苔黄腻。

【用法】将白矾放入鲜猪胆内，烘干研末，过细筛，备用。炎症起时外用。

4.鲜桃树叶蒺藜液

【组成】鲜桃树叶30g　蒺藜30g

【主治】阴道炎，肝经湿热型。症见阴部瘙痒，甚则坐卧不安，带下量多色黄如脓，或呈泡沫米泔样，腥臭，胸闷不适，纳谷不香，舌苔黄腻。

【用法】水煎取汁，冲洗阴道。每日1～2次，连续用1周为宜。

5.车前子苦参汤

【组成】车前子15g　苦参6g　黄柏6g

【主治】阴道炎，肝经湿热型。症见阴部瘙痒，甚则坐卧不安，带下量多色黄如脓，或呈泡沫米泔样，腥臭，胸闷不适，纳谷不香，舌苔黄腻。

【用法】水煎服，每日1剂，2次分服。也可冲洗阴道。

6.龙胆草茯神汤

【组成】龙胆草10g　茯神15g　朱砂0.3g

【主治】阴道炎，肝经湿热型。症见阴部瘙痒，甚则坐卧不安，带下量多色黄如脓，或呈泡沫米泔样，腥臭，胸闷不适，纳谷不香，舌苔黄腻。

【用法】前2味药水煎，冲朱砂，口服。

7.儿茶内金散

【组成】儿茶5g　内金5g　轻粉2g　冰片2g

【主治】阴道炎，肝肾阴虚型。症见阴部干涩，灼热痛痒，兼见带下量少色黄，甚有血样，时有烘汗出，腰痛耳鸣。舌红少苔，脉细数无力。

【用法】研细末，外抹患处。

8.苦杏仁糊

【组成】苦杏仁100g　麻油450g　桑叶150g

【主治】阴道炎，肝肾阴虚型。症见阴部干涩，灼热痛痒，兼见带下量少色黄，甚有血样，时有烘汗出，腰痛耳鸣。舌红少苔，脉细数无力。

【用法】将杏仁炒干研成粉末，用麻油调成糊状。桑叶水煎取汁冲洗患处，然后用杏仁油擦拭。

9.蛇床子白矾液

【组成】蛇床子30g　白矾5g

【主治】阴道炎，肝经湿热型。症见阴部瘙痒，甚则坐卧不安，带下量多色黄如脓，或呈泡沫米泔样，腥臭，胸闷不适，纳谷不香，舌苔黄腻。

【用法】水煎取汁，冲洗阴道，早晚各1次。

10.阴痒洗液

【组成】雄黄6g　硼砂6g　川椒10g　苦参10g　百部15g

【主治】阴道炎，肝经湿热型。症见阴部瘙痒，甚则坐卧不安，带下量多色黄如脓，或呈泡沫米泔样，腥臭，胸闷不适，纳谷不香，舌苔黄腻。

【用法】水煎取汁。外洗。

11.苍耳狼毒液

【组成】苍耳草60g　狼毒草20g　苦楝皮30g　蒲公英60g

【主治】阴道炎，肝经湿热型。症见阴部瘙痒，甚则坐卧不安，带下量多色黄如脓，或呈泡沫米泔样，腥臭，胸闷不适，纳谷不香，舌苔黄腻。

【用法】上药煎汤，先熏后洗外阴部。每日2次，10日为1个疗程。

12.蛇床白鲜黄柏浴

【组成】蛇床子50g　白鲜皮50g　黄柏50g　荆芥15g　防风15g

苦参15g　龙胆草15g　薄荷1g（后下）

【主治】阴道炎，肝经湿热型。症见阴部瘙痒，甚则坐卧不安，带下量多色黄如脓，或呈泡沫米泔样，腥臭，胸闷不适，纳谷不香，舌苔黄腻。

【用法】上药用布包裹煎水，待药水稍温后坐盆浸洗，每日1次。

13.芒硝苦参液

【组成】芒硝15g　苦参15g　蛇床子15g　黄柏15g　川椒15g

【主治】阴道炎，肝经湿热型。症见阴部瘙痒，甚则坐卧不安，带下量多色黄如脓，或呈泡沫米泔样，腥臭，胸闷不适，纳谷不香，舌苔黄腻。

【用法】坐浴。上药加水1500mL，煎至1000mL。去渣，倒入盆内至温热适度，坐浴20分钟。每日1～2次，一般3～6次即愈。

14.贯众吴茱萸液

【组成】贯众10g　吴茱萸10g　蛇床子15g　苦参15g　百部15g

【主治】阴道炎，肝经湿热型。症见阴部瘙痒，甚则坐卧不安，带下量多色黄如脓，或呈泡沫米泔样，腥臭，胸闷不适，纳谷不香，舌苔黄腻。

【用法】将上药研碎，加清水浸泡煎煮20分钟，滤去药渣，倒入盆内趁热熏洗外阴，待药液温热后冲洗阴道，每日1剂，早晚各1次，每次20～30分钟。

15.蚤休土茯苓浴

【组成】蚤休60g　土茯苓60g　苦参60g　黄柏30g　大黄30g　龙胆草20g　明矾10g

【主治】阴道炎，肝经湿热型。症见阴部瘙痒，甚则坐卧不安，带下量多色黄如脓，或呈泡沫米泔样，腥臭，胸闷不适，纳谷不香，舌苔黄腻。

【用法】将上药研碎，加入适量清水煎煮10分钟，滤去药渣倒入盆内，趁热先熏，温后坐浴，浸洗外阴，每日3次。

16.当归苦参浴

【组成】当归、苦参、蛇床子、菟丝子、地肤子、苍耳子、白蒺藜、补骨脂、紫荆皮、淫羊藿各等分

【主治】阴道炎,外阴白斑,肝经湿热型:症见阴部瘙痒,甚则坐卧不安,带下量多色黄如脓,或呈泡沫米泔样,腥臭,胸闷不适,纳谷不香,舌苔黄腻。

【用法】坐浴。上药水煎后,温度适宜时坐浴,每次30分钟,每日1～2次。

17.茵陈苦参浴

【组成】茵陈50g　苦参30g　花椒30g　薄荷30g(后下)

【主治】阴道炎,外阴白斑,肝经湿热型。症见阴部瘙痒,甚则坐卧不安,带下量多色黄如脓,或呈泡沫米泔样,腥臭,胸闷不适,纳谷不香,舌苔黄腻。

【用法】上药水煎1000mL,去渣取汁趁热熏洗外阴。每晚1次,洗至瘙痒消失停药。

18.蛇床子龙胆草浴

【组成】蛇床子50g　白鲜皮50g　黄柏50g　荆芥15g　防风15g苦参15g　龙胆草15g　薄荷1g(后下)

【主治】阴道炎,外阴白斑,肝经湿热型。症见阴部瘙痒,甚则坐卧不安,带下量多色黄如脓,或呈泡沫米泔样,腥臭,胸闷不适,纳谷不香,舌苔黄腻。

【用法】将上药水煎,外用熏洗,每日2次。如阴道内瘙痒可熏洗阴道。10～15天为1个疗程,一般1个疗程后即明显好转或治愈。

【加减】若带下多而黄者,黄柏加倍,有滴虫者苦参加倍,霉菌感染者胆草加倍。对各种因原发病因素引起的并发症的加用其他药物治疗。

九、外阴湿疹

外阴湿疹为群集之丘疹发于外阴。中医学称为湿疮。

辨证分型

1.湿热下注型：症见外阴瘙痒难忍，坐卧不安，带下量多，色黄如脓呈泡沫米泔样，外阴局部红肿，心烦少寐，口苦而腻，小便灼热，大便干结，舌苔黄腻，脉弦或滑数。

2.血虚阴亏型：症见阴部瘙痒，夜晚或遇热时尤甚，阴部皮肤干涩粗糙，缺乏光泽，或见脱屑，甚或皲裂，头晕眼花，失眠多梦，舌质淡、苔薄白，脉细或细数无力。

临床施治

1.公英土茯苓汤

【组成】蒲公英15～20g　金银花15～20g　土茯苓15～20g　草薢15～20g　浮萍15～20g　连翘10～12g　苦参10～12g　蝉蜕10～12g　全虫10～12g　紫苏叶10～12g　川黄连10～12g　生甘草8～10g

【主治】外阴湿疹，湿热下注型。症见外阴瘙痒难忍，坐卧不安，带下量多，色黄如脓呈泡沫米泔样，外阴局部红肿，心烦少寐，口苦而腻，小便灼热，大便干结，舌苔黄腻，脉弦或滑数。

【用法】将上药头、二煎合并药液，分2～3次口服。第三煎药液趁热熏洗患处，每晚睡前1次。3天为1个疗程。

2.地锦草黄柏汤

【组成】地锦草100g　地葱100g　黄柏50g　生川军（焙黄）50g　五倍子50g　雄黄20g　密陀僧20g　青黛20g　冰片8g　炉甘石10g　轻粉10g　蜂蜜适量

【主治】外阴湿疹。

【用法】将上药（除蜂蜜外）共研细末，过120目筛后装瓶备用。用时取药末加入蜂蜜调成稀糊状，涂擦局部，每日2～3次。5天为1个疗程。必要时包扎，直至痊愈为止。

十、宫颈糜烂

宫颈糜烂是一种常见的慢性子宫颈病变，多见于经产妇，分娩、流产或手术后发生。

1. 黄柏蒲黄五倍散

【组成】黄柏7.5g　炒蒲黄3g　五倍子7.5g　冰片1.5g　1%绵茵陈煎剂适量

【主治】宫颈糜烂。

【用法】前4味药共研细末，装瓶备用。先用1%绵茵陈煎剂冲洗阴道并拭干，再上药末喷撒于子宫口糜烂处，以遮盖糜烂面为度（如果阴道较松者再放入塞子，保留24小时，自行取出）。隔日冲洗喷药1次。10次为1个疗程。治疗期间禁止性生活。

2. 鱼腥草油膏

【组成】鱼腥草500g　麻油、蜜蜡、高锰酸钾水溶液（1:5000）各适量

【主治】宫颈糜烂。

【用法】麻油煎开，将洗净晾干的鱼腥草放入麻油内共煎，5分钟后用纱布过滤去渣，再将蜜蜡放入滤液内，冷却后成糊状备用。用高锰酸钾水溶液冲洗阴道，除去宫颈分泌物后，用消毒带尾的棉球将此膏涂于宫颈糜烂处。每日1次，至愈为度。

3. 治糜灵

【组成】孩儿茶25g　苦参25g　黄柏25g　枯矾20g　冰片5g　香油适量

【主治】宫颈糜烂。

【用法】前5味药共研细末，过200目筛，后加冰片拌匀，密封保存。用时以香油调成糊状。先用干棉球拭净阴道后，再将带线棉球蘸药膏放于糜烂处，24小时后自己将药棉球取出，每隔2天上药1次，10次为1个疗程。

4. 儿茶软膏

【组成】儿茶15g　枯矾10g　黄柏5g　冰片3g　香油或豆油或甘油适量

【主治】宫颈糜烂。

【用法】将前4味药共研细末，加入香油或豆油或甘油调成软膏状，装瓶备用。用时，先将阴道宫颈常规消毒后，再将软膏涂患处，每次1g。

【加减】如合并湿热下注的阴道炎症，采用六药汤熏洗后再按上法处理（六药汤：百部、苦参各30g，蛇床子50g，艾叶20g，明矾、防风各15g。水煎，趁热先熏洗，后坐浴）。

5. 黄柏紫草儿茶五倍散

【组成】黄柏100g　紫草100g　儿茶100g　五倍子100g　白及100g　冰片10g

【主治】宫颈糜烂。

【用法】将上药共研细末，过120目筛后，消毒密封备用。用时以消毒带线棉球蘸药粉贴于宫颈糜烂面，第二天取出棉球，隔日冲洗换药。用药1周为1个疗程。若治疗2个疗程未见明显好转，则改用其他方法治疗，用药期间禁止性生活，月经期间停止治疗。

【加减】若白带量多，秽味明显者，加苦参、黄柏、白头翁各50g；若宫颈糜烂面较深者，加煅石膏、蛤粉、三七粉各50g；若宫颈充血明显伴下腹部及阴道灼热感者，加青黛、鱼腥草各50g。

6. 牡丹皮蒲公英液

【组成】牡丹皮1000g　蒲公英500g

【主治】宫颈糜烂。

【用法】将上药加入水没过药面煮沸45分钟，倾出煎液，再另加入水没过药面复煎，煮沸60分钟，然后将2次煎液浓缩成1500mL，分装小瓶备用。先用窥阴器扩张阴道，干棉球拭净宫颈黏液后，将带线的棉球在上述药液中浸湿，贴覆于宫颈糜烂面。每日1次，10次为1个疗程。

7. 猪苦胆石榴皮散

【组成】猪苦胆5～10个（吹干后约30g）　石榴皮60g　花生油适量

【主治】宫颈糜烂。

【用法】前2味药共研细粉，用花生油调成糊状，装瓶备用。用前先以温开水清洗患部，擦干宫颈分泌物，再将带线的棉球蘸药塞入宫颈糜烂处。每日1次，连用多次。

十一、子宫脱垂

子宫脱垂是指妇女阴中有物下坠，或突出阴道口处，常合并有阴道前后壁膨出。中医称之为阴菌、阴脱。

辨证分型

1. 脾虚型：症见自觉阴部、下腹部坠胀或有物堵塞阴道中，面色萎黄，神疲乏力，心悸自汗。

2. 湿热型：症见脱出部位红肿疼痛，或痛兼痒、破溃流水，或挟有血性分泌物，尿短赤，白带多，臭秽质稠。

3. 气虚型：症见子宫下移或脱出阴道外，劳则加剧。舌淡苔薄，脉虚细。兼见四肢无力，下腹部下坠，小便频数，带下量多，质稀色白。

4. 肾虚型：症见子宫下脱，舌淡红，脉沉弱。可兼见腰腿酸软，下腹部下坠，小便频数，头晕耳鸣。

临床施治

1. 棕竹饮

【组成】棕树根60g　老竹根20g　枳壳12g　棉花子12g

【主治】子宫脱垂，气虚型。症见子宫下移或脱出阴道外，劳则加剧。舌淡苔薄，脉虚细。兼见四肢无力，下腹部下坠，小便频数，带下量多，质稀色白。

【用法】水煎服。1日3次。

2. 内金山药散

【组成】山药20g　田螺6g　当归12g　蜂蜜适量

【主治】子宫脱垂，肾虚型。症见子宫下脱，舌淡红，脉沉弱。可兼见腰酸腿软，下腹部下坠，小便频数，头晕耳鸣。

【用法】前3味药研末，调拌蜂蜜冲服。1日3次。

3. 三根蜜饮

【组成】乌梅树根60g　香附子根12g　蓖麻子根12g　丝瓜络30g　蜂蜜适量

【主治】子宫脱垂，湿热型。症见脱出部位红肿疼痛，或痛兼痒、破溃流水，或挟有血性分泌物，尿短赤，白带多，臭秽质稠。

【用法】将前4味药研末，调拌蜂蜜冲服，1日3次。

4. 枳壳糖浆

【组成】枳壳60g（炒过）升麻15g　黄芪30g　红糖100g

【主治】子宫脱垂，气虚型。症见子宫下移或脱出阴道外，劳则加剧。舌淡苔薄，脉虚细。兼见四肢无力，下腹部下坠，小便频数，带下量多，质稀色白。

【用法】上药加水800mL，煎取500mL。每服20mL，每日3次，1个月为1个疗程。

5. 团鱼粉

【组成】团鱼头（水鱼）5～10个　黄酒或米汤适量

【主治】子宫脱垂，脾虚型。症见自觉阴部、下腹部坠胀或有物堵塞阴道中，面色萎黄，神疲乏力，心悸自汗。

【用法】团鱼头洗净切成碎，于锅内炒黄焙焦，研成细粉。每晚睡前取3g，用黄酒或米汤送服。

6. 金樱子粥

【组成】金樱子20g　粳米90g　盐适量

【主治】子宫脱垂，肾虚型。症见子宫下脱，舌淡红，脉沉弱。可兼见腰酸腿软，下腹部下坠，小便频数，头晕耳鸣。

【用法】金樱子水煎煮取汁，放入粳米，再加入适量水，煮成粥，加入盐拌匀食用，每日1次。

7. 黄芪白术粥

【组成】黄芪30g　白术15g　柴胡15g　粳米适量

【主治】子宫脱垂，气虚型。症见子宫下移或脱出阴道外，劳则加剧。舌淡苔薄，脉虚细。兼见四肢无力，下腹部下坠，小便频数，带下量多，质稀色白。

【用法】前3味药水煎取汁，将粳米洗净煮粥，将熟时加入药汁即可，每日早晚温热食用。

8. 枸杞羊肾粥

【组成】枸杞叶250g　羊肾1只　羊肉100g　葱2根，盐适量　粳米100～150g

【主治】子宫脱垂，肾虚型。症见子宫下脱，舌淡红，脉沉弱。可兼见腰腿酸软，下腹部下坠，小便频数，头晕耳鸣。

【用法】将羊肾剖洗干净，去内膜，细切，再把羊肉洗净切成碎。用枸杞叶煎汁去渣，同羊肾、羊肉、葱、粳米一起煮粥。待粥成后，加盐，稍煮即可，每日1剂，2次分服。

9. 黄芪枸杞炖乳鸽

【组成】乳鸽1只　炙黄芪30g　枸杞子30g

【主治】子宫脱垂，气虚型。症见子宫下移或脱出阴道外，劳则加剧。舌淡苔薄，脉虚细。兼见四肢无力，下腹部下坠，小便频数，带下量多，质稀色白。

【用法】将乳鸽治净切成块，药物用白布包好，放炖盅内加水，隔水炖熟，去药渣饮汤吃鸽肉。隔天1次，连服10～15次。

10.萸肉首乌煮鸡蛋

【组成】鸡蛋3个　何首乌30g　山萸肉9g

【主治】子宫脱垂，肾虚型。症见子宫下脱，舌淡红，脉沉弱。可兼见腰腿酸软，下腹部下坠，小便频数，头晕耳鸣。

【用法】水煮何首乌、山萸肉，去渣，加鸡蛋煮熟，饮汤食蛋。早晚各1次，连服数日。

11.绿豆糯米炖猪肠

【组成】绿豆50g　糯米50g　猪大肠250g

【主治】子宫脱垂，气虚型。症见子宫下移或脱出阴道外，劳则加剧。舌淡苔薄，脉虚细。兼见四肢无力，下腹部下坠，小便频数，带下量多，质稀色白。

【用法】先将猪大肠洗净，然后将浸过水的绿豆、糯米放入猪大肠内（肠内要有适量水，以便绿豆、糯米发开），两端用绳扎紧，放砂锅内加水煮2小时，烂熟后服食。每日1次，连服10～15日。

12.紫床浴

【组成】金银花30g　蒲公英30g　紫花地丁30g　蛇床子30g　黄连6g　苦参15g　黄柏10g　枯矾10g

【主治】子宫脱垂，湿热型。症见脱出部位红肿疼痛，或痛兼痒、破溃流水，或挟有血性分泌物，尿短赤，白带多，臭秽质稠。

【用法】上药煎煮去渣，趁热熏洗坐浴，每晚1次，每剂可用2～3次。

13.乌梅五倍枳壳熏

【组成】乌梅9g　五倍子15g　枳壳15g

【主治】子宫脱垂，脾虚型。症见自觉阴部、下腹部坠胀或有物堵塞阴道中，面色萎黄，神疲乏力，心悸自汗。

【用法】坐浴。上药加水煎煮20～30分钟，去渣，取液，趁热先熏，后坐浴洗之，每日1剂，早晚各1次，每次30分钟。

14.胡椒附片液

【组成】白胡椒20g　附片20g　白芍20g　肉桂20g　党参20g　五倍子100g　椿根白皮100g

【主治】子宫脱垂，肾虚型。症见子宫下脱，舌淡红，脉沉弱。可兼见腰腿酸软，下腹部下坠，小便频数，头晕耳鸣。

【用法】上药共煎汤熏洗患处，每日2次，10日为1个疗程。

15.枳壳益母熏洗液

【组成】枳壳15g　益母草15g　黄柏15g　金银花15g　蛇床子9g　紫草根9g

【主治】子宫脱垂，湿热型。症见脱出部位红肿疼痛，或痛兼痒、破溃流水，或挟有血性分泌物，尿短赤，白带多，臭秽质稠。

【用法】坐浴。将上药研碎，加水浸泡煎煮，滤去药渣，将药液倒入盆内，趁热熏洗，坐浴。每晚1次，连用1～2周。

16.五倍子贴脐方

【组成】五倍子12g　雄黄3g　胡椒3g　麝香0.1g　蓖麻仁12g　面粉、姜汁各适量

【主治】子宫脱垂，肾虚型。症见子宫下脱，舌淡红，脉沉弱。可兼见腰腿酸软，下腹部下坠，小便频数，头晕耳鸣。

【用法】将前5味药研细末，调拌面粉、姜汁。外敷贴脐与百会，然后温灸。

十二、滑胎、胎漏、胎动不安

滑胎是指怀孕后如在堕胎或小产之后，下次受孕，仍如期而坠，或屡孕屡坠，达3次以上者，现代医学称之为习惯性流产。

胎漏是指妊娠期阴道少量出血，时下时止而无腰酸腹痛者。

胎动不安是指妊娠期有腰酸腹痛，或下腹坠胀，或伴有少量阴道出

血者。

胎漏与胎动不安常是堕胎、小产的先兆。现代医学称之为先兆性流产。

滑胎辨证分型

1.脾肾两虚型：症见屡孕屡坠，或坠后难以受孕，头晕耳鸣，腰膝酸软，神疲倦怠，气短懒言，纳少便溏或夜尿频多，或眼眶黯黑，面有黯斑，舌质淡嫩或淡黯，脉沉弱。

2.气血虚弱型：症见屡孕屡坠，月经量少或月经推后，或闭经，面色㿠白或萎黄，头晕心悸，神疲肢软，舌质淡、苔薄，脉细弱。

3.阴虚血热型：症见屡孕屡坠，月经量少，或崩中漏下，经色紫红或鲜红，舌黏稠，两颧潮红，手足心热，烦躁不宁，口干咽燥，形体消瘦，舌质红、少苔，脉细数。

胎漏、胎动不安辨证分型

肾虚型：症见妊娠期阴道少量出血，色黯淡，腰酸腹坠痛，或伴头痛、耳鸣。

临床施治

1.南瓜蒂饮

【组成】南瓜蒂3枚

【主治】胎动不安。

【用法】上药劈细煎汤代茶饮。每月中服1次。自受孕开始，连服5个月。

2.香油蜜膏

【组成】芝麻香油100g　新鲜蜂蜜200mL

【主治】胎漏。

【用法】上药文火加温调匀。每服10mL，每日2次，连服数日。

3. 阿胶粥

【组成】阿胶20g　粳米100g　红糖适量

【主治】滑胎，气血虚弱型。症见屡孕屡坠，月经量少或月经推后，或闭经，面色㿠白或萎黄，头晕心悸，神疲肢软，舌质淡、苔薄，脉细弱。

【用法】阿胶捣碎，加入锅内炒至黄色，再研细末待用；粳米洗净煮粥，待煮至九成熟时加入阿胶末和红糖，边煮边搅拌，待粥稠即可食用。每日1剂，连服1周。

4. 枸杞红枣粥

【组成】枸杞子30g　红枣100g　粳米适量

【主治】滑胎，气血虚弱型。症见屡孕屡坠，月经量少或月经推后，或闭经，面色㿠白或萎黄，头晕心悸，神疲肢软，舌质淡、苔薄，脉细弱。

【用法】红枣洗净去核，与枸杞子、粳米同煮为粥。每日3次温服。

5. 莲米猪肚粥

【组成】莲米50g　猪肚1个

【主治】滑胎，气血虚弱型。症见屡孕屡坠，月经量少或月经推后，或闭经，面色㿠白或萎黄，头晕心悸，神疲肢软，舌质淡、苔薄，脉细弱。

【用法】猪肚洗净切成小块，与莲米同煮为粥即可。随意服食。

6. 老母鸡小黄米安胎粥

【组成】老母鸡1只　红壳小黄米250g

【主治】滑胎，气血虚弱型。症见屡孕屡坠，月经量少或月经推后，或闭经，面色㿠白或萎黄，头晕心悸，神疲肢软，舌质淡、苔薄，脉细弱。

【用法】将老母鸡治净、煮汤，用鸡汤煮小黄米，粥成即可服食，可连续服用。

7.米酒煮黑豆

【组成】黑豆90g　米酒60mL　白糖适量

【主治】胎动不安。

【用法】将黑豆用水洗净，加米酒及水烧开，改用微火煮至豆烂，撒白糖食之。每日1次，连服数日。

8.黄酒蛋黄羹

【组成】鸡蛋黄5个　黄酒50mL　盐适量

【主治】滑胎，气血虚弱型。症见屡孕屡坠。

【用法】前2味药加水调匀，加盐，入锅蒸30分钟。每日食1～2次，连服20日。

9.艾叶烧蛋

【组成】鸡蛋2个　艾叶适量

【主治】滑胎，气血虚弱型。症见屡孕屡坠，月经量少或月经推后，或闭经，面色㿠白或萎黄，头晕心悸，神疲肢软，舌质淡、苔薄，脉细弱。

【用法】将艾叶用水喷潮后，把鸡蛋包好，放炭火上慢慢烧，烧至艾叶已干且出火星，从炭火上取下，待鸡蛋熟，即可食用。每日1次，连服数月。

10.鸡鸽鹌鹑蒸高丽参

【组成】母鸡1只　白鸽1只　鹌鹑1只　高丽参6～10g

【主治】滑胎，气血虚弱型。症见屡孕屡坠，月经量少或月经推后，或闭经，面色㿠白或萎黄，头晕心悸，神疲肢软，舌质淡、苔薄，脉细弱。

【用法】将母鸡、白鸽、鹌鹑去毛及肠杂洗净，把高丽参放鹌鹑腹腔内，鹌鹑放入白鸽腔内，白鸽放入鸡腔内，将鸡放入锅内，加入适量水，封闭严实瓦煲蒸2小时，服汁食肉。每日1次，连服2～3次。

11.莲子桂圆山药糯米饭

【组成】莲子肉50g　桂圆肉50g　山药50g　糯米300g

【主治】滑胎，胎动不安，脾肾两虚型。症见屡孕屡坠，头晕心悸，腰膝酸软。

【用法】莲子肉、桂圆肉、山药与泡过的糯米置盆中，加入适量水，上笼屉蒸成米饭。每日1～2次，连用2周。

12. 寄生党参猪骨汤

【组成】猪骨500g　桑寄生30g　党参30g　红枣50g

【主治】妊娠中期胎动不安，或胎儿发育不良，气血两虚型。症见形体消瘦、体倦乏力、腰膝酸软。

【用法】猪骨斩件。桑寄生、党参、红枣去核洗净，与猪骨一齐放入锅内，加入适量水，武火煮沸后，文火煲3小时，调味供用。

13. 杜仲参胶鹿角汤

【组成】鹿肉250g　党参30g　杜仲30g　阿胶15g

【主治】胎漏，胎动不安。

【用法】鹿肉洗净，切块。党参、杜仲洗净，与鹿肉一齐放入锅内，加入适量水，武火煮沸后，文火煲3小时，去药渣，取汤加入阿胶，待溶化，温服。

14. 鲈鱼安胎汤

【组成】鲈鱼1条　葱、姜各适量

【主治】滑胎，阴虚血热型。症见屡孕屡坠，月经量少，或崩中漏下，经色紫红或鲜红，舌黏稠，两颧潮红，手足心热，烦躁不宁，口干咽燥，形体消瘦，舌质红、少苔，脉细数。

【用法】鲈鱼治净，水煮沸下鲈鱼、葱、姜，约1小时即可。饮汤吃鱼肉，每日3次。

【说明】本方具有安胎、利水的作用，常食有效。

十三、妊娠呕吐

妊娠呕吐是指妊娠早期出现恶心呕吐，头晕厌食，甚或食入即吐，也称恶阻。

辨证分型

1. 脾胃虚弱型：症见妊娠以后恶心呕吐不食，或呕吐清涎，神疲思睡，舌淡苔白，脉缓滑无力。

2. 肝胃不和型：症见妊娠初期，呕吐酸水或苦水，胸满胁痛，嗳气叹息，头胀而晕，烦渴口苦，舌淡红、苔微黄，脉弦滑。

临床施治

1. 茯苓半夏汁

【组成】生姜12g　茯苓12g　半夏6g

【主治】各型妊娠呕吐。

【用法】水煎服。

2. 止呕甜枣汁

【组成】生姜15g　红枣30g　红糖30g

【主治】各型妊娠呕吐。

【用法】水煎服，每日1剂，2次分服。

3. 苏姜陈皮茶

【组成】苏梗6g　陈皮3g　生姜2片　红茶1g

【主治】妊娠呕吐，脾胃虚弱型。症见妊娠以后恶心呕吐不食，或呕吐清涎，神疲思睡，舌淡苔白，脉缓滑无力。

【用法】将前3味剪碎与红茶共以沸水冲泡闷10分钟，或加水煎10分钟，即可。每日1剂，可冲泡2～3次，代茶不拘时，温服。

【说明】方中苏梗为治疗妊娠呕吐、胎动不安之良药，为茶中主药。配陈皮、生姜常用兑药，功在理气和中、降逆止呕，以助苏梗之力。红茶为使，以其除烦去湿、下气和胃之功效，能佐苏梗和胃降逆。4味同用，有理气和胃，降逆安胎之作用。

4. 韭姜汁

【组成】韭菜200g　鲜姜200g　白糖适量

【主治】妊娠呕吐，脾胃虚弱型。症见妊娠以后恶心呕吐不食，或呕吐清涎，神疲思睡，舌淡苔白，脉缓滑无力。

【用法】韭菜、鲜姜切碎，捣烂取汁，白糖调服。

5. 生姜乌梅饮

【组成】乌梅肉10g　生姜10g　红糖适量

【主治】妊娠呕吐，肝胃不和型。症见妊娠初期，呕吐酸水或苦水，胸满胁痛，嗳气叹息，头胀而晕，烦渴口苦，舌淡红、苔微黄，脉弦滑。

【用法】上药加入水200mL煎汤。每服100mL，每日2次，连服数日。

6. 甘蔗生姜汁

【组成】甘蔗汁100mL　生姜汁10mL

【主治】妊娠呕吐，脾胃虚弱型。症见妊娠以后恶心呕吐不食，或呕吐清涎，神疲思睡，舌淡苔白，脉缓滑无力。

【用法】上药混合隔水烫温。每次服30mL，每日3次，连服数日。

7. 姜汁牛奶

【组成】鲜牛奶200mL　生姜汁10mL　白糖20g

【主治】妊娠呕吐，脾胃虚弱型。症见妊娠以后恶心呕吐不食，或呕吐清涎，神疲思睡，舌淡苔白，脉缓滑无力。

【用法】上药煮熟后温服。每日2次，连服数日。

8. 姜橘饮

【组成】生姜15g　橘子皮15g　红糖20g

【主治】妊娠呕吐，脾胃虚弱型。症见妊娠以后恶心呕吐不食，或呕吐清涎，神疲思睡，舌淡苔白，脉缓滑无力。

【用法】煎成糖水。代茶饮。

9. 砂仁扁豆汁

【组成】砂仁15g　白扁豆30g

【主治】妊娠呕吐，脾胃虚弱型。症见妊娠以后恶心呕吐不食，或呕吐清涎，神疲思睡，舌淡苔白，脉缓滑无力。

【用法】砂仁研粉；白扁豆加水300mL，煎取汁150mL。每次以砂仁粉3g，用扁豆汤30mL送服。每日3次，连服数次。

10. 鲫鱼糯米粥

【组成】鲫鱼1条　糯米30～50g

【主治】妊娠呕吐，脾胃虚弱型。症见妊娠以后恶心呕吐不食，或呕吐清涎，神疲思睡，舌淡苔白，脉缓滑无力。

【用法】共煮粥。早晚餐食用。

11. 白糖米醋蛋

【组成】鸡蛋1个　白糖30g　米醋60mL

【主治】妊娠呕吐，脾胃虚弱型。症见妊娠以后恶心呕吐不食，或呕吐清涎，神疲思睡，舌淡苔白，脉缓滑无力。

【用法】先将米醋煮沸，加入白糖使之溶解，打入鸡蛋，待蛋半熟后，全部食之。每日2次，连服数日。

12. 蒸鲤鱼

【组成】鲤鱼1条

【主治】妊娠呕吐，脾胃虚弱型。症见妊娠以后恶心呕吐不食，或呕吐清涎，神疲思睡，舌淡苔白，脉缓滑无力。

【用法】将鲤鱼治净，置菜盘中，放入蒸笼中蒸20～30分钟，取出。服食（禁用油盐调料）。每日1次，连服3～5日。

13. 陈皮竹茹汤

【组成】陈皮6g　竹茹9g　生姜适量

【主治】妊娠呕吐，脾胃虚弱型。症见妊娠以后恶心呕吐不食，或呕吐清涎，神疲思睡，舌淡苔白，脉缓滑无力。

【用法】水煎服。连服数日。

14. 生姜贴脐方

【组成】生姜6g

【主治】各型妊娠呕吐。

【用法】将生姜烘干，研细末，过筛，以水调为糊状。取适量药糊，涂敷脐部，外用伤湿止痛膏固定。

❀ 十四、妊娠水肿

妊娠后，肢体、面目发生肿胀。

辨证分型

1.脾气虚型：症见妊娠数月，面目四肢浮肿，或遍及全身，气短乏力。

2.肾阳虚型：症见孕后数月，面浮肢肿，下肢尤甚，按之没指，心悸气短，下肢逆冷，腰酸无力，舌淡苔白润，脉沉细。

3.气滞型：症见妊娠三四月后，先由脚肿，渐及于腿，皮色不变，随按随起，头晕胀痛，胸闷胁胀，食少，舌苔薄腻，脉弦滑。

4.脾肾两虚型：症见妊娠全身浮肿，下肢尤甚，胸闷气短，食欲减退。

5.脾阳虚型：症见妊娠数月，面目四肢浮肿，或遍及全身，畏寒。

6.肾气虚型：症见头目浮肿，或下肢浮肿，小便短少，气短心悸，腰膝酸软。

临床施治

1.白术茯苓饮

【组成】白术15g　茯苓皮15g　大腹皮10g　陈皮10g　生姜皮5g　砂仁5g

【主治】妊娠水肿，脾气虚型。症见妊娠数月，面目四肢浮肿，或遍及全身，气短乏力。

【用法】水煎。每日1剂，2次分服。

2.四味消肿方

【组成】熟附子12g　冬瓜皮60g　玉米须30g　灯心草15g

【主治】妊娠水肿，肾阳虚型：症见孕后数月，面浮肢肿，下肢尤甚，按之没指，心悸气短，下肢逆冷，腰酸无力，舌淡苔白润，脉沉细。

【用法】共同水煎。每日1剂，连服数剂。

3.妊娠消肿饮

【组成】桂枝10g　生姜10g　茯苓15g　杜仲15g　白芍15g　白术15g

【主治】妊娠水肿，脾肾两虚型。症见妊娠全身浮肿，下肢尤甚，胸闷气短，食欲减退。

【用法】水煎。每日1剂，2次分服。

4.黄芪三皮饮

【组成】冬瓜皮30g　茯苓皮30g　黄芪30g　生姜皮10g　红枣5g白糖适量

【主治】妊娠水肿，脾气虚型。症见妊娠数月，面目四肢浮肿，或遍及全身，气短乏力。

【用法】前5味药加水500mL，煮取300mL，去渣，加白糖调服。每日1剂，分2次服，连服7～10日。

5.山药枣桂粥

【组成】山药30g　红枣200g　肉桂0.5g　薏米30g

【主治】妊娠水肿，脾阳虚型。症见妊娠数月，面目四肢浮肿，或遍及全身，畏寒。

【用法】上药同煮粥食。每日1次，连服4～5日。

6.麦芽陈皮糯米饭

【组成】糯米糠、小麦芽、陈皮各适量

【主治】妊娠水肿，脾气虚型。症见妊娠数月，面目四肢浮肿，或遍及全身，气短乏力。

【用法】将上药磨成粉做饭团子，蒸熟食。每日吃3～5个，10日为1个疗程。

7.赤豆花生鲤鱼汤

【组成】红鲤鱼1条　赤小豆200g　花生仁150g　大蒜25g　红辣椒3枚

【主治】妊娠水肿，脾气虚型。症见妊娠数月，面目四肢浮肿，或遍及全身，气短乏力。

【用法】先将鲤鱼治净，再将上药共放砂锅内，加入水，混合煲熟，空腹温服。每日1剂，分2次服完，连服3～5日。

8.七味鲤鱼汤

【组成】白术30g　茯苓30g　当归15g　白芍15g　生姜15g　党参15g　大腹皮10g　鲤鱼1条　葱、蒜、无盐酱油各适量

【主治】妊娠水肿，脾气虚型。症见妊娠数月，面目四肢浮肿，或遍及全身，气短乏力。

【用法】将鲤鱼治净；前7味药用布包好，与鲤鱼一同放砂锅内加水1000mL，文火炖至烂熟，去药渣，用葱、蒜、无盐酱油调味，食鱼肉喝汤。每日1剂，早、晚分服，连服3～4日。

9.冬瓜红枣汤

【组成】冬瓜500g　红枣200g

【主治】妊娠水肿，肾气虚型。症见头目浮肿，或下肢浮肿，小便短少，气短心悸，腰膝酸软。

【用法】共煮汤食。可常食。

10.田螺贴脐方

【组成】大田螺4个（去壳）　大蒜瓣5个（去皮）　车前子10g

【主治】妊娠水肿，肾气虚型。症见头目浮肿，或下肢浮肿，小便短少，气短心悸，腰膝酸软。

【用法】先将车前子研末，再加入田螺、大蒜共捣融如泥，捏成古

铜钱大圆形药饼备用。取药饼1个烘热，敷贴于孕妇脐孔上，以纱布盖之，胶布贴紧。每天换药1次，通常敷1～2次后，小便增多，浮肿逐渐消失。

十五、胎位不正

胎位不正指不利于胎儿分娩的不正常胎位，多为暂时性。

1.归芎芪参汤

【组成】当归10g　川芎10g　黄芪10g　党参10g　白术10g　白芍10g　川续断10g　枳壳10g　熟地黄10g　甘草10g

【主治】胎位不正。

【用法】将上药水煎，每日1剂，2次分服。

2.当苏散

【组成】当归10g　苏叶8g　黄芩6g

【主治】胎位不正。

【用法】将上药水煎3次后合并药液，分早、晚2次口服，每日1剂，至胎位恢复正常。

3.当归苏叶煎

【组成】全当归8g　苏叶8g　枳实8g　陈皮8g　川芎6g　生甘草6g

【主治】胎位不正。

【用法】将上药水煎，每日1剂，连服5天后，停药3天观察疗效，作为1个疗程。

十六、产后腹痛

孕妇分娩后，下腹部疼痛，称作产后腹痛。

辨证分型

1. 血虚型：症见产后下腹部隐隐作痛而软，喜按，恶露量少、色淡，头晕耳鸣，便燥，舌质淡红、苔薄，脉虚细。

2. 血瘀型：症见产后下腹部疼痛，拒按，或得热稍减，恶露量少、涩滞不畅、色紫黯有块，或胸胁胀痛，面色青白，四肢不温，舌质黯、苔白滑，脉沉紧或弦涩。

临床施治

1. 山楂红糖米酒

【组成】山楂15g　红糖50g　米酒适量

【主治】产后腹痛，血瘀型。症见产后下腹部疼痛，拒按，或得热稍减，恶露量少、涩滞不畅、色紫黯有块，或胸胁胀痛，面色青白，四肢不温，舌质黯、苔白滑，脉沉紧或弦涩。

【用法】水煎服。每日1剂，1日2～3次，连服7～8天。

2. 熟地黄羊肉汁

【组成】羊肉120g　熟地黄60g　生姜60g　白酒适量

【主治】产后腹痛，血虚型。症见产后下腹部隐隐作痛而软，喜按，恶露量少、色淡，头晕耳鸣，便燥，舌质淡红、苔薄，脉虚细。

【用法】上药用白酒煎服，每日1剂，13剂为1个疗程。

3. 鱼腥草三根汤

【组成】鱼腥草60g　茜草根30g　白菊花根12g　泽兰根30g

【主治】产后腹痛，血虚型。症见产后下腹部隐隐作痛而软，喜按，恶露量少、色淡，头晕耳鸣，便燥，舌质淡红、苔薄，脉虚细。

【用法】上药水煎服。每日1剂，3次分服。

4. 苋菜籽三根汤

【组成】苋菜籽30g　芝麻根30g　白茄根10g　金橘根15g

【主治】产后腹痛，血虚型。症见产后下腹部隐隐作痛而软，喜按，恶露量少、色淡，头晕耳鸣，便燥，舌质淡红、苔薄，脉虚细。

【用法】上药水煎服。每日1剂，3次分服。

5. 产后祛瘀散

【组成】鳖甲6个　螃蟹壳1个　山楂15g　香附20g　蜂蜜适量

【主治】产后腹痛，血瘀型。症见产后下腹部疼痛，拒按，或得热稍减，恶露量少，涩滞不畅、色紫黯有块，或胸胁胀痛，面色青白，四肢不温，舌质黯、苔白滑，脉沉紧或弦涩。

【用法】将前4味药研细末，调拌蜂蜜冲服。每日1次，连服5～7日。

6. 清瘀药熨

【组成】鸡血藤30g　紫花地丁20g　艾叶20g　香附20g　葱20g　生姜12g

【主治】产后腹痛，血瘀型。症见产后下腹部疼痛，拒按，或得热稍减，恶露量少、涩滞不畅、色紫黯有块，或胸胁胀痛，面色青白，四肢不温，舌质黯、苔白滑，脉沉紧或弦涩。

【用法】将药物炒热，用纱布包扎，外熨烫腹部，每日1次，连熨3日。

7. 产后腹痛逐瘀方

【组成】大黄10g　蟅虫10g　桃仁10g

【主治】产后腹痛，血瘀型。症见产后下腹部疼痛，拒按，或得热稍减，恶露量少、涩滞不畅、色紫黯有块，或胸胁胀痛，面色青白，四肢不温，舌质黯、苔白滑，脉沉紧或弦涩。

【用法】上药水煎服。每日1剂，2次分服。

8. 益母膏滋

【组成】鲜益母草5 000g　砂糖1 000g

【主治】产后腹痛，血虚型。症见产后下腹部隐隐作痛而软，喜按，恶露量少、色淡，头晕耳鸣，便燥，舌质淡红、苔薄，脉虚细。

【用法】鲜益母草洗净入锅内熬汁去渣，用砂糖收膏，玻璃瓶包装。每服1匙，1日3次。

十七、产后恶露不绝

胎儿娩出后，胞宫内遗留的余血浊液，叫作恶露，正常恶露，一般在产后3周左右干净，如超过这段时间，仍淋漓不断，称恶露不绝。

辨证分型

1.气虚型：症见产后恶露过期不止，淋漓不断，量多、色淡红、质稀薄、无臭味，下腹部有空坠感，神倦懒言，面色㿠白，舌淡，脉缓弱。

2.血热型：症见恶露过期不止，量较多、色紫红、质稠黏、有臭味，面色潮红，口燥咽干，舌质红，脉虚细而数。

3.血瘀型：症见产后恶露淋漓涩滞不爽，量少、色紫黯有块，下腹部疼痛拒按，舌紫黯或边有紫点，脉象弦涩或沉而有力。

临床施治

1.黄芪汤

【组成】黄芪40g　艾炭20g　当归20g　鹿角胶15g　柴胡15g　白术15g　陈皮15g　人参10g　升麻10g

【主治】产后恶露不绝，气虚型。症见产后恶露过期不止，淋漓不断，量多、色淡红、质稀薄、无臭味，下腹部有空坠感，神倦懒言，面色㿠白，舌淡，脉缓弱。

【用法】水煎服。每日1剂，2次分服。

2.地黄散

【组成】干地黄100g　当归100g　生姜20g　白酒适量

【主治】恶露不绝，血瘀型。症见产后恶露淋漓涩滞不爽，量少、色紫黯有块，下腹部疼痛拒按，舌紫黯或边有紫点，脉象弦涩或沉而有力。

【用法】前3味药研末。每次用白酒调服10g，1日2次。

3.红枣乌鸡蛋煎

【组成】红枣20g　乌鸡蛋3个　醋1杯　白酒1杯

【主治】产后恶露不绝，气虚型。症见产后恶露过期不止，淋漓不断，量多、色淡红、质稀薄、无臭味，下腹部有空坠感，神倦懒言，面色㿠白，舌淡，脉缓弱。

【用法】先把乌鸡蛋去壳，与醋、白酒搅匀，再加入红枣及水煎服。每日1剂，连服数剂。

4.血竭当归散

【组成】血竭10g　当归10g　红花10g　桃仁10g　淡酒适量

【主治】产后恶露不绝，血瘀型。症见产后恶露淋漓涩滞不爽，量少、色紫黯有块，下腹部疼痛拒按，舌紫黯或边有紫点，脉象弦涩或沉而有力。

【用法】前4味药共研末。每服5g，每日2次，淡酒送下。

5.山楂茶

【组成】山楂50g　红糖适量

【主治】产后恶露不绝，血瘀型。症见产后恶露淋漓涩滞不爽，量少、色紫黯有块，下腹部疼痛拒按，舌紫黯或边有紫点，脉象弦涩或沉而有力。

【用法】山楂洗净后水煎，加入红糖代茶饮。连服6～7日。

6.红糖茶

【组成】红糖100g　茶叶3g　黄酒适量

【主治】产后恶露不绝，血瘀型。症见产后恶露淋漓涩滞不爽，量少、色紫黯有块，下腹部疼痛拒按，舌紫黯或边有紫点，脉象弦涩或沉而有力。

【用法】先把前2味药加入水煎汤，去茶叶后用热黄酒冲服。每日1～2次，连服3～5日。

7.山栀败酱粥

【组成】山栀15g　败酱草15g　粳米适量

【主治】产后恶露不下，血热型。症见恶露过期不止，量较多、色紫红、质稠黏、有臭味，面色潮红，口燥咽干，舌质红，脉虚细而数。

【用法】前2味药水煎取汁；粳米洗净煮粥，待熟时兑入药汁即可食用。

8. 参术黄芪粥

【组成】党参9g　白术18g　黄芪15g　粳米60g

【主治】产后恶露不绝，气虚型。症见产后恶露过期不止，淋漓不断，量多、色淡红、质稀薄、无臭味，下腹部有空坠感，神倦懒言，面色㿠白，舌淡，脉缓弱。

【用法】先把前3味药用纱布包好煎汤，再加粳米煮粥。每日1次，连服6～7日。

9. 薏米山楂粥

【组成】薏米30g　车前草9g　山楂15g　红糖适量

【主治】产后恶露不绝，气虚型。症见产后恶露过期不止，淋漓不断，量多、色淡红、质稀薄、无臭味，下腹部有空坠感，神倦懒言，面色㿠白，舌淡，脉缓弱。

【用法】上药水煎服。每日1次，连服4～5日。

10. 醋酒枣蛋

【组成】鸡蛋3个　醋1杯　黄酒1杯　红枣适量

【主治】产后恶露不绝，气虚型。症见产后恶露过期不止，淋漓不断，量多、色淡红、质稀薄、无臭味，下腹部有空坠感，神倦懒言，面色㿠白，舌淡，脉缓弱。

【用法】鸡蛋去壳，与醋、黄酒搅匀，再加红枣及水煎服。每日1次，连服数日。

11. 益母草煮鸡蛋

【组成】益母草30～60g　鸡蛋2个　红糖适量

【主治】产后恶露不绝，血瘀型。症见产后恶露淋漓涩滞不爽，量少、色紫黯有块，下腹部疼痛拒按，舌紫黯或边有紫点，脉象弦涩或沉而有力。

【用法】前2味药加水同煮，蛋熟后去蛋壳再煮片刻，去药渣加红糖调味，吃蛋喝汤。每日1剂，连服5～6日。

12.苏木藕节鸭蛋汤

【组成】熟鸭蛋1个　苏木6g　藕节30g

【主治】产后恶露不绝，气虚型。症见产后恶露过期不止，淋漓不断，量多、色淡红、质稀薄、无臭味，下腹部有空坠感，神倦懒言，面色㿠白，舌淡，脉缓弱。

【用法】将后2味药煎汤去渣，加去壳熟鸭蛋共煮片刻，吃蛋喝汤。每日1次，连服3～5日。

13.当归川芎贴脐方

【组成】当归15g　川芎15g　肉桂15g　炙甘草15g　蒲黄7.5g　乳香7.5g　没药7.5g　五灵脂7.5g　赤芍3g　血竭1.5g　热黄酒适量

【主治】产后恶露不绝，血瘀型。症见产后恶露淋漓涩滞不爽，量少、色紫黯有块，下腹部疼痛拒按，舌紫黯或边有紫点，脉象弦涩或沉而有力。

【用法】血竭另研末，其余药物（热黄酒除外）共碾为细末，瓶贮备用。临用时取药末（15～30g）与血竭末0.5g混合拌匀，加入热黄酒调和成厚膏，将药膏敷贴于患者脐孔上，外以纱布覆盖，胶布固定之。隔3天换药1次。至恶露干净方可停药。

十八、恶露不下（产后血瘀）

产妇分娩后，胞宫应排出余血浊液即为恶露，2～3周净。恶露的正常排出，有利于胞宫的复原及产妇健康的恢复。若恶露停留不下，或下而甚少，并伴见下腹部疼痛及其他症状者，称为恶露不下。

临床施治

1.柿饼

【组成】柿饼3只　黄酒适量

【主治】恶露不下。

【用法】烧存性研末，黄酒冲服。

2.活蟹

【组成】活蟹200g　黄酒100mL

【主治】恶露不下。

【用法】共入锅中蒸熟，喝汁食蟹，1次吃完。每日1剂。

3.肉桂油菜籽

【组成】油菜籽（炒香）、肉桂各等分　温黄酒、醋各适量

【主治】恶露不下。

【用法】前2味药共研细末，用醋煮药末，药糊做成如龙眼核大的丸。每次1～2丸，每日2次，用温黄酒送下。

4.寄奴甘草

【组成】刘寄奴、甘草各等分　黄酒适量

【主治】恶露不下。

【用法】前2味药共研细末，每次用20g，先以水2小杯煎至1小杯，再加黄酒1小杯，去渣，1次温服。

十九、乳腺增生

　　乳腺增生是以乳房内出现形状不同、大小不一的肿块，边界不清，与皮肤无粘连，推之可移，经前胀痛，肿块增大，形状不规则，经前肿痛加剧，经后减轻为主要临床表现的疾病。中医称为乳癖，是由于肝脾两虚，痰气互结，或冲任失调所致，伴心烦易怒，月经不调，腰乏力，舌淡红，脉弦细。

辨证分型

1.肝郁血瘀型：症见乳房肿块，兼见胸胁胀痛。

2.肝郁型：症见肿块随喜怒消长，伴胸闷胁胀。

3.冲任不调型：症见乳房肿块经前重，神疲倦怠。

临床施治

1.公英香附煎

【组成】香附末30g　麝香末0.09g　蒲公英90g　白酒适量

【主治】乳腺增生，肝郁血瘀型。症见乳房肿块，兼见胸胁胀痛。

【用法】上药以白酒煎。调涂患处。

2.木香生地敷熨

【组成】木香、生地黄各等分

【主治】乳腺增生，肝郁型。症见肿块随喜怒消长，伴胸闷胁胀。

【用法】上药捣烂成饼。以药饼敷局部，热水袋熨烫。

3.香附陈酒敷

【组成】香附子120g　陈酒、米醋各适量

【主治】乳腺增生，冲任不调型。症见乳房肿块经前重，神疲倦怠。

【用法】香附子研末，陈酒、米醋酌量以拌湿为度，上药制成饼蒸熟。1日1次，干燥后复蒸，轮流外敷患处，5日换药再敷。

二十、乳腺炎

乳腺炎是以乳房部红肿热痛，甚或溃破溢脓为主要临床表现的一种急性疾病。中医称为乳痈，是由于乳汁瘀滞，乳络不畅，败乳蓄积而致；或因肝胃不和，经络阻塞，气血凝滞而致。

临床施治

1.公英双花饮

【组成】蒲公英50g　金银花30g

【主治】乳腺炎初期。症见乳房红肿疼痛，或有硬块，乳汁流通不畅，兼见时有怕冷、发热、头痛、身痛，或有胸中烦闷而不舒服、口中干燥、呕吐等症。

【用法】水煎服，每日1剂，2次分服，连服3～5日。

2. 公英地丁蜂房汤

【组成】蜂房10g　蒲公英50g　地丁20g　白糖适量

【主治】乳腺炎。

【用法】水煎服，每日1剂，2次分服，连用数日。

3. 瓜蒌消炎汤

【组成】炒全瓜蒌12g　当归6g　山慈菇5g　杉刺球7个　青橘叶7片　丝瓜络5g

【主治】乳腺炎初期。症见乳房红肿疼痛。

【用法】水煎服，每日1剂，2次分服。

4. 芙蓉花叶外敷

【组成】芙蓉花叶120g　红糖适量

【主治】乳腺炎溃烂期。

【用法】捣烂外敷患处。

5. 丁香外敷

【组成】丁香适量

【主治】乳头破裂。

【用法】研细末，敷患处。

6. 仙人掌外敷

【组成】新鲜仙人掌适量

【主治】乳腺炎。症见乳汁瘀积结块，乳房肿胀疼痛。

【用法】取新鲜仙人掌，除掉表面的刺及茸毛，洗净捣烂。敷于乳房红肿部位，并以纱布覆盖于药上，每天换药3次，并使敷料保持湿润，直至红肿消退停药。

7. 白蔹蛋清外敷

【组成】鲜白蔹、鸡蛋清各适量

【主治】乳腺炎。症见乳汁瘀积结块，乳房肿胀疼痛。

【用法】取鲜白蔹块根1～2个，刮去外层棕黑色表皮，洗净后捣烂，再加鸡蛋清调匀。外敷于红肿的乳房肿块上，外以纱布覆盖，胶布固定，每日换药1次，一般连用2～3天可愈。

8.虾酱外敷

【组成】虾酱、好醋各适量

【主治】乳腺炎。症见乳房日久肿痛不愈。

【用法】虾酱加好醋蒸热，敷乳上。

9.松香外敷

【组成】松香9g　烧酒适量

【主治】乳腺炎。症见乳汁瘀积疼痛。

【用法】将松香研末，加烧酒调成稀糊状，隔水加温。待溶解后，敷患处，以全部覆盖为度。上盖蜡纸或油纸，加胶布固定。每日换药1次。

10.谷树叶糟盐熨

【组成】谷树叶、糟盐各适量

【主治】乳腺炎。症见乳汁闭塞，乳房胀痛。

【用法】上药煨热，外敷患处。

11.露蜂房熨

【组成】露蜂房200g

【主治】乳腺炎。症见乳汁不出，内结成脓者。

【用法】上药研末炒热，用纱布包好药末。热熨患处，上置热水袋熨之。

12.皮硝熨

【组成】皮硝80g

【主治】急性乳腺炎初起，或用于乳痈的回乳。

【用法】将药物放入布袋备用。覆于乳房患侧，用热水袋温熨之。每日1～2次，每次30分钟，隔日换药。

13.飞扬草盐敷

【组成】鲜大飞扬草1握　盐适量

【主治】乳腺炎初起。

【用法】上药混合捣烂。加热水外敷患处。

14.独脚莲热敷

【组成】独脚莲鲜草、红糖各适量

【主治】乳腺炎初起。

【用法】前1味药加红糖共捣烂。加热敷贴患处。

15.指甲菜敷腕

【组成】鲜婆婆指甲菜、白酒各适量

【主治】乳腺炎初起。

【用法】前1味药捣烂，加白酒糟做饼。将药饼烘热敷于腕部脉门上，左乳敷于右腕，右乳敷于左腕。

16.葱麝香熨

【组成】葱1大把　麝香适量

【主治】乳腺炎初起。症见乳汁瘀滞不下，乳房胀痛。

【用法】将葱捣成饼状，加入麝香，混匀。摊于乳上，上覆厚布1块，用热水袋熨烫。汗出即愈。

二十一、回乳

由于某种原因致使乳母不能进行正常哺乳，须进行回乳，以免乳房胀痛和发生乳腺炎。

1.神曲公英汤

【组成】神曲30g　蒲公英30g

【主治】回乳。

【用法】将上药水煎，每日1剂，2次分服。同时，趁热将药渣用纱布包好，放在乳房上热熨。

2.生麦芽回乳汤

【组成】生麦芽120g

【主治】回乳。

【用法】将上药微火炒黄，置锅内，加入水800mL，煎至400mL，滤汁；再加入水600～700mL，煎至400mL，将2次药汁混合为1日量，分3次温服。

3. 莱菔子回乳汤

【组成】莱菔子30～40g

【主治】回乳。

【用法】将上药打碎，加水浸泡30分钟后，水煎分3次温服，每日1剂。

4. 陈皮莱菔子柴胡回乳汤

【组成】陈皮15g 莱菔子15g 柴胡15g

【主治】回乳。

【用法】将上药水煎分2次服，每日1剂。

二十二、缺乳

缺乳指产后哺乳期乳汁分泌不足。多由产后气血虚弱，不能生化乳汁，或肝气郁结、气机不畅所致。

辨证分型

1. 气血虚弱型：症见产后乳少，甚或全无，乳汁清稀，乳房柔软，无胀感，面色少华，神疲食少，舌淡少苔，脉虚细。

2. 肝郁气滞型：症见产后乳汁分泌少，甚或全无，胸胁胀闷，情志抑郁不乐，或有微热，食欲减退，舌正常、苔薄黄，脉弦细或数。

临床施治

1. 赤小豆汤

【组成】赤小豆500g

【主治】缺乳，气血虚弱型。症见产后乳少，甚或全无，乳汁清稀，乳房柔软，无胀感，面色少华，神疲食少，舌淡少苔，脉虚细。

【用法】上药水煎，每天早、晚各服1半的煎赤小豆汤液（去豆、饮浓汤）。连服3～5天。

2. 黑芝麻僵蚕茶

【组成】僵蚕6g　黑芝麻30g　红糖30g

【主治】缺乳，气血虚弱型。症见产后乳少，甚或全无，乳汁清稀，乳房柔软，无胀感，面色少华，神疲食少，舌淡少苔，脉虚细。

【用法】将僵蚕研细，黑芝麻捣碎，加红糖后拌匀。将药放入茶杯内，倒入沸开水，加盖后待10分钟左右，1次顿服，每日服1次，空腹时服。

3. 双花公英王不留行汤

【组成】金银花15g　蒲公英15g　王不留行15g　黄酒适量

【主治】缺乳，肝郁气滞型。症见产后乳汁分泌少，甚或全无，胸胁胀闷，情志抑郁不乐，或有微热，食欲减退，舌正常、苔薄黄，脉弦细或数。

【用法】将前3味药水煎3次后合并药液，分3次服，并以黄酒少量为引。每日1剂。

二十三、乳络不通

乳络不通是指乳汁排出不畅，可出现乳房胀痛，重者继而乳房红肿灼热，甚至全身发热，则为乳腺炎先兆。中医认为是产后情志抑郁，郁怒伤肝，肝失条达，气机不畅，以致经脉涩滞，乳络不通，阻碍乳汁运行。

1. 丝瓜散

【组成】丝瓜连子　白酒适量

【主治】乳络不通。

【用法】丝瓜连子烧存性研末，以白酒送服3～6g，随即盖被取汗，乳自通。

2.橘叶橘皮鹿角霜

【组成】鲜橘叶15g　青橘皮15g　鹿角霜15g　黄酒适量

【主治】乳络不通。

【用法】前3味药水煎后冲入黄酒热饮。

3.酒酿菊花

【组成】糯米酒酿1小碗　菊花叶

【主治】乳络不通。

【用法】菊花叶捣烂绞汁，加糯米酒酿，煮沸后趁热服用。并以两药渣调匀敷患处。

4.嫩荸荠苗叶

【组成】鲜荸荠苗叶　糯米酒酿适量

【主治】乳络不通。

【用法】鲜荸荠苗叶切细，加糯米酒酿一同捣烂，再炒热敷之。

二十四、更年期综合征

中医称更年期综合征为绝经前后诸症，是指妇女进入老年，肾气日衰，肾阴失调而导致脏腑功能失常。临床以眩晕耳鸣、烘热汗出、烦躁易怒、面目下肢浮肿，或月经紊乱、情志不宁为主要表现的疾病。

辨证分型

1.肾阴虚型：症见头目眩晕，耳鸣，面部烘热汗出，五心烦热，腰膝痛，月经紊乱，舌红少苔，脉细数。可兼见皮肤干燥、瘙痒，口干便干。

2.肾阳虚型：症见面色晦暗，精神萎靡，形寒肢冷，纳呆便溏，面浮肢肿，舌淡苔薄，脉沉细无力。

临床施治

1.浮小麦甘草饮

【组成】浮小麦30g　甘草10g　红枣50g

【主治】更年期综合征，或经期、妊娠期、产后、更年期癔症。

【用法】水煎服，每日1剂，2次分服。

2. 黑木耳红枣散

【组成】黑木耳120g　红枣120g　姜60g　红糖120g

【主治】更年期综合征，或经期、妊娠期、产后、更年期癔症。

【用法】上药共研末，蒸熟，每次15g，1日2次。

3. 芝麻粳米粥

【组成】芝麻15g　粳米100g

【主治】更年期综合征，肾阴虚型。症见头目眩晕，耳鸣，面部烘热汗出，五心烦热，腰膝酸痛，月经紊乱。

【用法】将芝麻用水淘净，轻微炒黄后研末，加粳米煮粥。每日1次，可常服。

4. 核芡莲子粥

【组成】核桃仁20g　芡实18g　莲子18g　粳米60g

【主治】更年期综合征，肾阳虚型。症见面色晦暗，精神萎靡，形寒肢冷，纳呆便溏，面浮肢肿。

【用法】以上诸味煮粥，常食。

5. 酸枣仁粥

【组成】酸枣仁30g　粳米60g

【主治】各型更年期综合征。

【用法】先将酸枣仁水煎取汁，与粳米共煮成粥。每日1次，连服10日为1个疗程。

6. 百合粥

【组成】百合粉30g　粳米100g　冰糖适量

【主治】更年期综合征，肾阴虚型。症见头目眩晕，耳鸣，面部潮热汗出，五心烦热，腰膝酸痛。

【用法】粳米煮粥，煮沸后加百合粉，转文火熬至粥熟，加冰糖。早晚服食。

男科疾病

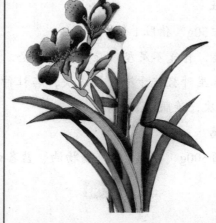

一、阳痿

阳痿即指阳事不举，或举而不坚，不能完成性交过程。相当于现代医学的男子性功能障碍。

辨证分型

1.肾气不足型：症见举而不坚，气短乏力，腿软。

2.肾阳虚弱型：症见阴茎痿而不起，腰酸腿软，头晕耳鸣。

3.阴虚火旺型：症见性欲冲动时触而即泄，多思少寐，目涩，耳鸣。

临床施治

1.高年壮阳汤

【组成】鹿角霜10g 淡苁蓉10g 牛膝15g 枸杞子15g 菟丝子20g 破故纸10g 杜仲15g 红枣5g 黄芪20g

【主治】阳痿，肾气不足型，高年者。症见举而不坚，气短乏力，腿软。

【用法】上药同水煎。早、晚各服1次。

2.虫草虾仁汤

【组成】冬虫夏草9～12g 虾仁15～30g 生姜适量

【主治】阳痿，肾气不足型。症见举而不坚，气短乏力，腰酸。

【用法】上药水煎至水沸30分钟后取汤温服。每日1次，连服1个月。

3.杜仲煲猪肚

【组成】杜仲50g 猪肚1个

【主治】阳痿，肾气不足型。症见举而不坚，气短乏力，腰酸。

【用法】猪肚里外搓洗干净，切成块，与杜仲一同炖汤，猪肚熟烂即可食用。每日1次，连服数日。

4.米酒蒸公鸡

【组成】米酒500g 公鸡1只 植物油、盐各适量

【主治】阳痿，肾气不足型。症见举而不坚，气短乏力，腿软。

【用法】公鸡治净切成块，锅中加植物油，油热放入洗净的鸡块，放入盐，炒至半熟，放入盛米酒的大碗中，隔水蒸烂熟。每日1次，可间断常服。

5. 虫草蒸甲鱼

【组成】冬虫夏草10g　甲鱼1只　红枣20g　料酒、葱、姜、盐各适量　清鸡汤1 000g

【主治】阳痿，肾气不足型。症见举而不坚，气短乏力，腿软。

【用法】将甲鱼切成4块，放锅内煮一下。冬虫夏草洗净。红枣用开水浸泡。甲鱼块放碗中，加入清鸡汤、冬虫夏草、红枣及盐、料酒、葱、姜，蒸2小时，拣去葱、姜即可。食肉喝汤。

6. 猪腰炒韭黄

【组成】韭黄100g　猪腰1个　盐适量

【主治】阳痿，肾气不足型。症见举而不坚，气短乏力，腿软。

【用法】韭黄洗净切成段，猪腰洗净切成薄片。锅中加猪腰、韭黄段、盐，炒熟食用。每日1次，连服数日。

7. 鹿角胶粥

【组成】鹿角胶15～20g　粳米100g　生姜3片

【主治】阳痿，肾阳虚弱型。症见阴茎痿而不起，腰酸腿软，头晕耳鸣。

【用法】粳米淘净煮粥，临熟时加入鹿角胶、生姜片煮成粥温服。

8. 泥鳅粥

【组成】泥鳅250g　粳米100g　火腿末25g　葱末、姜末、料酒、盐、味精、胡椒粉各适量

【主治】阳痿，肾气不足型。症见举而不坚，身倦乏力，头晕耳鸣。

【用法】泥鳅洗净后与火腿末同上笼蒸熟，去骨刺。粳米入锅，加入水，煮成粥，下泥鳅、火腿末，再加入葱末、姜末、料酒、盐、味精、胡椒粉等，稍煮即可服食。

9.苁蓉强身粥

【组成】肉苁蓉30g 羊肉100g 粳米100g 葱、姜、盐各适量

【主治】阳痿，肾阳虚弱型。症见阴茎痿而不起，腰酸腿软，头晕耳鸣。

【用法】将肉苁蓉煮熟后切成薄片，将羊肉细切，诸味相和煮粥。空腹食。每日早、晚各1次，连服数日。

10.羊石子饭

【组成】羊睾丸2对 粳米300g

【主治】阳痿，肾阳虚弱型。症见阴茎痿而不起，腰酸腿软，头晕耳鸣。

【用法】羊睾丸加入水煮沸后5分钟，捞出切成块，放锅中继续煮20分钟，将羊睾丸块捞出随意食，留汤汁；粳米淘洗干净后，将汤汁倒入米中，加入适量水，蒸成干饭。晚餐服食。

二、早泄

早泄是指房事时不能持久，一触即泄。多因情志失调或房劳过度，手淫斫丧，饮食不节，湿热下注等致肾气不能固摄而致。

辨证分型

1.肾阳虚型：症见腰膝酸痛，下腹部拘急，小便频数，入房即泄，手足不温，舌质淡，苔白。

2.阴虚阳亢型：症见头晕耳鸣，腰腿酸软，入房即泄，手足心热，口燥咽干，舌质偏红、少苔无津。

3.心脾两虚型：症见身乏困倦，心悸怔忡，多梦健忘，入房即泄，形体消瘦，面色少华，便溏，舌质淡、边有齿痕、苔白。

4.心肾不交型：症见面色红赤，口渴心烦，怔忡心悸，夜寐不安，一触即泄，舌苔薄黄。

临床施治

1. 韭菜蚯蚓酒

【组成】韭菜200g 鲜蚯蚓11条 黄酒100mL

【主治】早泄，肾阳虚型。症见腰膝酸痛，下腹部拘急，小便频数，入房即泄，手足不温，舌质淡、苔白。

【用法】将鲜蚯蚓剖开洗净，韭菜捣取原汁，与蚯蚓共捣至极烂，然后将黄酒煮沸冲入，密封片刻，取汁1次服完。每日1剂，连服3日。

2. 蒸公鸡糯米酒

【组成】公鸡1只 糯米酒500mL 植物油、盐各适量

【主治】早泄，肾阳虚型。症见腰膝酸痛，下腹部拘急，小便频数，入房即泄，手足不温，舌质淡，苔白。

【用法】公鸡去毛和肠杂，切成块，锅中放植物油，油热放入鸡块，加入盐炒熟，盛大碗内加入糯米酒，隔水蒸熟服之。

3. 土茯苓炖猪肉

【组成】土茯苓50g 猪瘦肉100g 酒饼、葱花、姜丝、盐、酱油各适量

【主治】早泄，心脾两虚型。症见身乏困倦，心悸怔忡，多梦健忘，入房即泄，形体消瘦，面色少华，便溏，舌质淡、边有齿痕、苔白。

【用法】猪瘦肉加葱花、姜丝、盐、酱油炒熟，加土茯苓、酒饼、水，炖2小时即可，食肉喝汤。每日1剂，2次分服。

4. 金樱子酒

【组成】金樱子500g 党参50g 续断50g 淫羊藿50g 蛇床子50g 白酒2 500mL

【主治】早泄，肾阳虚型。症见腰膝酸痛，下腹部拘急，小便频数，入房即泄，手足不温，舌质淡，苔白。

【用法】前5味药置白酒中浸泡半个月后用。早晚各服25mL。

三、遗精

遗精包括梦遗、滑精，有梦而遗精称为梦遗；无梦而遗精，甚至清醒时精液流出称为滑精。常见于现代医学的前列腺炎、精囊炎、神经衰弱等疾病。

辨证分型

1.阴虚火旺型：症见梦遗，心烦少眠，头目昏晕，神疲乏力。

2.肾气不固型：症见滑精不禁，精液清冷，萎靡不振，面色苍白。

3.湿热下注型：症见遗精频作，茎中涩痛，小便热赤，口苦或渴。

4.脾肾两虚型：症见滑精、四肢乏力、小便清长。

临床施治

1.干姜石脂丸

【组成】干姜30g　赤石脂30g　胡椒15g　醋、米汤各适量

【主治】遗精，肾气不固型。症见滑精不禁，精液清冷，萎靡不振，面色苍白。

【用法】前3味药共研末，用醋糊丸，梧子大，每服5～7丸，米汤饮下。

2.四味固肾丸

【组成】小茴香50g　生虾仁50g　生地黄20g　山药20g

【主治】遗精，肾气不固型。症见滑精不禁，精液清冷，萎靡不振，面色苍白。

【用法】将小茴香、生地黄、山药焙干研末，将生虾仁捣烂，四者和为丸，放蒸锅内蒸熟，以黄酒送服。每日1剂，2次分服。10～15日为1个疗程。

3.五倍子茯苓丸

【组成】五倍子120g　茯苓30g　龙骨15g

【主治】遗精，肾气不固型。症见滑精不禁，精液清冷，萎靡不振，面色苍白。

【用法】将上药共研末，面糊为丸，开水送服，每次服如绿豆大40丸。日服3次。

4. 韭菜子核桃仁煎

【组成】韭菜子9g　核桃仁3个　白酒适量

【主治】遗精，肾气不固型。症见滑精不禁，精液清冷，萎靡不振，面色苍白。

【用法】韭菜子炒黄，加入核桃仁水煎，加入白酒煮沸数次，温服。

5. 淮山药糊

【组成】淮山药60g

【主治】遗精，脾肾两虚型。症见滑精、四肢乏力、小便清长。

【用法】研末加入水煮糊，煮熟后兑入米酒1~2汤匙，温服。

6. 鱼鳔汤

【组成】鱼鳔20g　调料适量

【主治】遗精，肾气不固型。症见滑精不禁，精液清冷，萎靡不振，面色苍白。

【用法】鱼鳔加调料煮汤内服，或佐餐用。每日1次，7~10日为1个疗程。

7. 加味鳖汤

【组成】鳖1只　枸杞子30g　山药30g　女贞子15g　熟地黄15g

【主治】遗精，阴虚火旺型。症见梦遗，心烦少眠，头目昏晕，神疲乏力。

【用法】上味共加水，文火炖至鳖熟透，去药渣，随意食。

8. 刀豆煲猪腰

【组成】刀豆10粒　猪腰1个　盐适量

【主治】遗精，肾气不固型。症见滑精不禁，腰膝酸软，萎靡不振，面色苍白。

【用法】将猪腰洗净，切成小块，与刀豆同入锅内，加水2碗煎成1碗，加盐调味。饮汤食猪腰。每日1次，10～12日为1个疗程。

9.韭菜子酒

【组成】韭菜子10g　黄酒适量

【主治】遗精，肾气不固型。症见滑精不禁，无梦而遗。

【用法】韭菜子水煎，黄酒送服，日服2次。

10.车前子韭菜子核桃粥

【组成】车前子（炒）12g　韭菜子6g　核桃仁3个　薏米30g

【主治】遗精，湿热下注型。症见遗精频作，茎中涩痛，小便热赤，口苦或渴。

【用法】韭菜子炒黄，与核桃仁、薏米、炒车前子加水煮粥，待温饮服。每日1次，连服10～15日。

11.羊肉苁蓉粥

【组成】羊肉100g　肉苁蓉15g　鹿角胶10g　葱7段　鸡蛋2个　粳米100g

【主治】遗精，肾阳虚型。症见形寒肢冷，面色㿠白，头昏目眩，腰膝酸软，阳痿早泄，夜尿清长。

【用法】先将羊肉洗净切成碎，与肉苁蓉、葱同煎，去渣取汁，后入粳米煮粥，临熟下鹿角胶、鸡蛋，搅和匀，空腹食。

12.加味麻雀粥

【组成】麻雀5只，菟丝子30～45g　覆盆子10～15g　枸杞子20～30g　粳米100g　白酒、盐适量，葱2根　生姜3片

【主治】遗精，肾气不固型。症见滑精不禁，腰酸，萎靡不振，面色苍白。

【用法】先把菟丝子、覆盆子、枸杞子同放入砂锅内煎取药汁，去掉药渣，再将麻雀去毛及肠杂，洗净用白酒炒，然后与粳米、药汁加入适量水一并煮粥，欲熟时，加入盐、葱、生姜，煮成稀粥服食，每日1剂，2次分服，3～5天为1个疗程。

13. 固精加味粳米饭

【组成】饭豆50g　莲子20g　芡实20g　粳米500g

【主治】遗精，肾气不固型。症见滑精不禁，萎靡不振，不欲饮食。

【用法】饭豆、莲子、芡实泡发后，与粳米一同加水，隔水蒸成米饭。晚餐服食。

14. 固精牡蛎二米饭

【组成】芡实40g　金樱子30g　牡蛎50g　莲子30g　粳米400g　高粱米100g

【主治】遗精，肾阴虚型。症见梦遗，少眠，头目昏晕，五心烦热。

【用法】将牡蛎武火煮沸，中火煎30分钟加金樱子共煎20分钟，取汁；将芡实、莲子、粳米、高粱米加水再加药汁，同蒸成干饭。早晚服食。

15. 温水足浴

【组成】清水适量

【主治】各型遗精，尤其神经衰弱引起的遗精。

【用法】将清水加热至50～60℃，倒入木桶或瓷盆内。患者正坐，脱去鞋袜，赤足在热水中洗浸，每次8～10分钟，每晚睡前1次。

【说明】睡前要保持心平气静，不要看刺激性小说、电影或电视。

16. 螵蛸樱子浴

【组成】海螵蛸10g　金樱子10g　五倍子20g

【主治】各型遗精。

【用法】上药加水煎煮30分钟，去渣，取液，趁热熏蒸阴茎龟头数分钟，待水温降至40℃左右时，可将龟头浸泡在药液中5～10分钟，每晚1次，15～20日为1个疗程。

17. 猪肾酒

【组成】猪肾1只（切开去膜）　附子末3g　白酒1杯

【主治】遗精，肾阳虚型。症见滑精不禁，精液清冷，形寒肢冷，面色苍白。

【用法】附子末纳入猪肾中，湿纸裹煨熟，空腹食用，饮白酒1杯，每日1次。

四、阳强、阳缩

阳强是以无性兴奋状态下阴茎容易勃起，且久久不倒，或者房事后仍不衰软为临床表现的疾病。阳缩是以男性阴囊、睾丸突然内缩，常伴有下腹部疼痛为临床表现的疾病。

阳强辨证分型

1.阴虚阳亢型：症见阴茎异常勃起，久不衰，精液自出，同房不射精，腰膝酸软，五心烦热，舌质红、少苔无津。

2.气滞血瘀型：症见阴茎异常勃起，疼痛或不射精，腰痛胁胀，下腹部不适，舌质暗有瘀点或紫、苔薄白。

阳缩辨证分型

1.寒冷型：症见遇寒睾丸突然内缩，下腹部疼痛。

2.肾虚型：症见遇寒睾丸突然内缩，下腹部疼痛，腰膝酸软。

临床施治

1.桃仁陈皮粥

【组成】桃仁15g　陈皮10g　粳米100g

【主治】阳强，气滞血瘀型。症见阴茎异常勃起，疼痛或不射精，腰痛胁胀，下腹部不适，舌质暗有瘀点或紫、苔薄白。

【用法】将桃仁捣碎，与陈皮、粳米按常法煮食。

2.白酒冲胡椒

【组成】白酒（60度以上）适量，胡椒50粒

【主治】阳缩，寒冷型。症见遇寒睾丸突然内缩，下腹部疼痛。

【用法】白酒用水温热，冲入轧碎的胡椒上。趁热服用。

3.白酒煮虾椒

【组成】白酒（60度以上）适量　红尖辣椒2～3个　鲜虾100g

【主治】阳缩，寒冷型。症见遇寒睾丸突然内缩，下腹部疼痛。

【用法】先将红尖辣椒、鲜虾炒熟，冲入白酒煮沸。趁热顿服。

4.韭菜汁酒

【组成】鲜韭菜适量　白酒（60度）100g

【主治】阳缩，寒冷型。症见遇寒睾丸突然内缩，下腹部疼痛。

【用法】将鲜韭菜洗净，切碎，捣烂，绞取韭菜汁1杯，加入白酒蒸服。顿服。

5.烤老姜

【组成】老姜1块

【主治】阳缩，寒冷型。症见遇寒睾丸突然内缩，下腹部疼痛。

【用法】去皮烤热。塞入肛门内，阳物即伸出。

6.老葱白酒热敷方

【组成】老葱200g　白酒150g

【主治】阳缩，寒冷型。症见遇寒睾丸突然内缩，下腹部疼痛。

【用法】老葱洗净，切成碎，入锅炒至极热，倒入白酒，拌匀。趁热将药酒糊敷于下腹部，待凉时加热再敷，数次即愈。

7.韭菜子故纸散

【组成】韭菜子30g　破故纸30g

【主治】阳缩，肾虚型。症见遇寒睾丸突然内缩，下腹部疼痛，腰膝酸软。

【用法】上药共研细末。每服9g，日服3次。

五、不射精症

不射精症是以男性在性交过程中无精液射出为主要临床表现的疾病。

辨证分型

1.**肾阳虚衰型**：症见性交过程中无精液射出，腰膝酸软，精神疲惫，性欲减退，阳痿，阴头寒冷，小便清长，舌质淡、苔白薄。

2.**阴阳两虚型**：症见性交过程中无精液射出，腰膝酸软，全身倦怠，畏寒，手足心热，少腹隐痛，舌质淡、舌尖红、苔薄白。

临床施治

1.黄芪党参四子汤

【组成】黄芪30g　党参30g　菟丝子15g　覆盆子15g　韭菜子15g　枸杞子15g　山茱肉15g　淫羊藿15g　熟地黄15g　山药15g　白花蛇舌草15g　路路通10g　补骨脂10g　牛膝10g　石斛10g　仙茅10g　马钱子0.5g　蜈蚣2条

【主治】不射精症，阴阳两虚型。症见性交过程中无精液射出，腰膝酸软，全身倦怠，畏寒，手足心热，少腹隐痛，舌质淡、舌尖红、苔薄白。

【用法】将上药水煎3次后合并药液，分2～3次口服，每日1剂，15剂为1个疗程。

2.巴戟萸肉汤

【组成】巴戟天20g　淫羊藿20g　山茱肉12g　枸杞子12g　菟丝子12g　桑葚12g　生地黄12g　远志10g　炙甘草10g

【主治】不射精症，肾阳虚衰型。症见性交过程中无精液射出，腰膝酸软，精神疲惫，性欲减退，阳痿，阴头寒冷，小便清长，舌质淡、苔白薄。

【用法】将上药水煎，每日1剂，分2～3次口服，20天为1个疗程。

3.枸杞菟丝萸肉汤

【组成】枸杞子25g　菟丝子25g　山茱肉25g　紫河车2g（冲服）鹿茸1g（冲服）　锁阳10g　龟板10g　何首乌10g　全当归10g　川续断15g　桑寄生15g　补骨脂15g

【主治】不射精症，肾阳虚衰。症见性交过程中无精液射出，腰膝酸软，精神疲惫，性欲减退，阳痿，阴头寒冷，小便清长，舌质淡、苔白薄。

【用法】将上药共水煎，每日1剂，分2～3次口服。20天为1个疗程。

六、男性不育症

男性不育症是指男子在生育年龄，婚后多年（无避孕措施，排除女方生殖功能原因）不育的疾病。

辨证分型

1.肾虚精亏型：症见腰膝酸软，精神疲惫，性欲减退，阳痿，阴头寒冷，小便清长，舌质淡、苔白薄。

2.肝肾不足型：症见腰膝酸软，胁肋不舒，全身倦怠，畏寒怕冷，下腹部隐痛，舌质淡、苔薄白。

临床施治

1.补肾填精方

【组成】金樱子30g　菟丝子30g　淫羊藿12g　枸杞子12g　破故纸15g　熟地黄15g　川续断15g　狗脊15g　党参15g　仙茅10g　肉苁蓉15～20g

【主治】男性不育症，肾虚精亏型。症见腰膝酸软，精神疲惫，性欲减退，阳痿，阴头寒冷，舌质淡、苔白薄。

【用法】水煎，每日1剂，分2次服。

【加减】气虚者加黄芪；腰痛者选黄精、桑寄生、乌药等；早泄可加牡蛎、山萸肉、五味子；脾虚纳少可加入淮山药、茯苓等。

2.麦冬蛤蚧生精汤

【组成】麦冬15g　白芍15g　菖蒲15g　合欢皮15g　茯苓15g　羊

藿叶15g　枸杞子20g　知母20g　淮山药10g　蛤蚧1对

【主治】男性不育症，肾虚精亏型，无精子症。症见腰膝酸软，精神疲惫，性欲减退，阳痿，舌质淡、苔白薄。

【用法】水煎服，每剂煎2次，每日1剂，早饭与晚饭后各服用50mL。3个月为1个疗程。

【加减】若气血两虚可加冬虫夏草10g；肝经湿热下注加萆薢10g，灯心草3g；心神惊恐加萱草10g，竹叶10g，远志10g。

3. 参芪七子汤

【组成】人参10g　车前子50g　覆盆子50g　菟丝子50g　女贞子40g　五味子40g　黄芪30g　枸杞子30g　巴戟天30g　附子15g　补骨脂25g

【主治】各型男性不育症。

【用法】将上药水煎两次后合并药液，分早、晚空腹服，每日1剂。

【加减】若性欲减退者，加仙茅、淫羊藿各15g；若阳痿者，加龟胶、鹿角胶各10g，阳起石15g；若滑精或早泄者，去车前子，加黄芪至60～80g；若食欲减退者，加山楂、神曲、鸡内金各15g；若腰痛者，加川续断、杜仲、鸡血藤各15g；若失眠者，加远志、合欢花、酸枣仁各10g；若尿频、尿痛者，加川柏、竹叶、茯苓各10g；若大便秘结者，加大黄（后下）10g。

皮肤科疾病

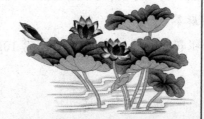

一、荨麻疹

荨麻疹亦称为"瘾疹"，是以皮肤出现鲜红色或苍白色风团，时隐时现，小如芝麻，大似豆瓣，多呈鲜红色，有的可融合成多种形状，自觉灼热，瘙痒剧烈为主要临床表现的一种皮肤病。俗称"风疹块"。现代医学的荨麻疹等可参考治疗。

辨证分型

1. 风寒型：症见皮疹白色，遇冷风吹则加剧，瘙痒，多冬季发病。

2. 风热型：症见皮疹色赤，遇热则加剧，瘙痒，多夏季发病。

3. 肠胃实热型：症见发疹时可伴有脘腹疼痛，神疲纳呆，大便秘结或泄泻。

4. 气血两虚型：症见风疹块反复发作，劳累后则发作加剧，神疲乏力。

临床施治

1. 冷过敏性荨麻疹方

【组成】麻黄10g　防风15g　荆芥15g　地肤子15g

【主治】荨麻疹，风寒型，症见皮疹白色，遇冷风吹则加剧，瘙痒，多冬季发病。

【用法】水煎。每日1剂，3次分服。

2. 热过敏性荨麻疹方

【组成】防风15g　苦参15g　栀子10g　竹叶10g　薏米10g　浮萍草10g　甘草5g　黄芩5g

【主治】荨麻疹，风热型。症见皮疹色赤，遇热则加剧，瘙痒，多夏季发病。

【用法】水煎。每日1剂，2次分服。

3. 金银花胡麻茶

【组成】金银花30g　小胡麻30g　川芎10g

【主治】各型荨麻疹。

【用法】水煎。代茶饮。

4.慢性荨麻疹方

【组成】黄芪20g 当归20g 制首乌15g 白术15g 党参15g 甘草10g

【主治】荨麻疹，气血两虚型。症见风疹块反复发作，劳累后则发作加剧，神疲乏力。

【用法】水煎。每日1剂，2次分服。

【说明】此方适于反复发作、日久不愈之荨麻疹。

5.四味粳米粥

【组成】枸杞子18g 玫瑰花3g 桃仁9g 乌蛇18g 粳米60g

【主治】各型荨麻疹。

【用法】先把前4味药煎成汤2碗，后加入粳米煮粥吃。每日1剂，连服10～15日。

6.姜醋木瓜汤

【组成】米醋100mL 木瓜60g 生姜9g

【主治】荨麻疹，风寒型。症见皮疹白色，遇冷风吹则加剧，瘙痒，多冬季发病。

【用法】3味药共放砂锅中煎煮，待米醋煮干时，取出木瓜、生姜，分早晚2次吃完。每日1剂，连服7～10剂。

7.三黑汤

【组成】黑芝麻9g 黑枣9g 黑豆30g

【主治】荨麻疹，气血两虚型。症见风疹块反复发作。

【用法】上药同煮服食。每天1剂，常服食。

8.红枣猪胰汤

【组成】猪胰子1个 红枣250g 盐适量

【主治】荨麻疹，气血两虚型。症见风疹块反复发作，劳累后则发作加剧，神疲乏力。

【用法】将猪胰子切成小块，炒熟，加入盐后与红枣炖汤，分2次服完。每日1剂，连服10～15日。

9. 珍珠莲子汤

【组成】莲子18g　珍珠粉2g　红糖适量

【主治】荨麻疹，气血两虚型。症见风疹块反复发作，劳累后则发作加剧，神疲乏力。

【用法】将莲子去心，加入红糖煮熟，食莲子，汤冲珍珠粉服。每日1剂，连服7～8剂。

10. 二豆汤

【组成】黄豆250g　绿豆250g　白糖适量

【主治】荨麻疹，风热型。症见皮疹色赤，遇热则加剧，瘙痒，多夏季发病。

【用法】将黄豆、绿豆共同研末，加水1～2碗，拌匀，取澄清液，去渣，加入白糖调服。每日1剂，酌情服3～4日。

11. 甘草石膏绿豆汤

【组成】生甘草12g　生石膏18g　绿豆30g

【主治】荨麻疹，风热型。症见皮疹色赤，遇热则加剧，瘙痒，多夏季发病。

【用法】上药共同水煎服，喝汤，吃绿豆。每日1剂，连服2～3日。

12. 丝瓜谷芽汤

【组成】生丝瓜子20～30粒　谷芽30g

【主治】各型荨麻疹。

【用法】将丝瓜子去壳，谷芽煎汤。空腹嚼烂丝瓜子，用谷芽汤送服。每日1次，连服3日。

13. 蚕纱盐敷

【组成】蚕纱200g　盐200g

【主治】荨麻疹，风热型。症见起病急骤，身热口渴。

【用法】上药放锅内炒热装布袋内。热熨背部、胸腹或四肢，每次

1 ～ 2小时。

14. 枳实醋熨

【组成】枳实、醋各适量

【主治】荨麻疹，胃肠湿热型。症见伴脘腹疼痛，纳呆。

【用法】取枳实以醋渍令湿，火炙令热。熨患处。

15. 野菊花热熨

【组成】野菊花500g

【主治】荨麻疹，风热型。症见起病急骤，身热口渴。

【用法】上药蒸热后装布袋内。热熨胸背、四肢2 ～ 3小时，冷则用热水袋加温。

16. 香樟桂枝液

【组成】香樟木60g　桂枝30g

【主治】荨麻疹，风寒型。症见皮疹白色，遇冷风吹则加剧，得热痛减，多冬季发病。

【用法】将上药水煎，趁热熏洗患处，每次20分钟，每日1剂，3天为1个疗程。

17. 浮萍液

【组成】浮萍120g

【主治】荨麻疹，风热型。症见皮疹色赤，遇热则加剧，得冷则痛减，多夏季发病。

【用法】将上药水煎，熏洗患处。每次20分钟，每日2次，每日1剂，3天为1个疗程。

18. 蒜苗蝉蜕液

【组成】大蒜苗30g　蝉蜕3g　凤凰衣10g

【主治】荨麻疹，风热型及血虚型。症见皮疹色赤，遇热则加剧，得冷则痛减，多夏季发病。或风疹块反复发作，劳累后则发作加剧，神疲乏力。

【用法】将上药加入水，煎煮去渣，取液，浸洗患处。

二、湿疹

湿疹是指皮损多种，形态各异，瘙痒剧烈，糜烂流脓结痂的过敏性皮肤疾患。现代医学分为急性、亚急性、慢性3类。急性者常潮红、丘疹、水疱、脓疱、流汁、结痂并存。慢性者有鳞屑、苔藓化等损害。要注意急性者忌用热水烫洗和肥皂等刺激物洗涤；应避免搔抓，忌食辛辣、鸡、鸭、鱼、牛、羊肉等发物。

辨证分型

1. 湿热型：多见于急性湿疹，表现为潮红，肿胀，瘙痒，糜烂，流滋，浸淫成片，舌红、苔黄腻，脉滑数，或大便秘结，小便短赤。

2. 血虚风燥型：多见于慢性湿疹，表现为浸润肥厚，瘙痒、苔藓样变，血痂、脱屑，舌淡红、苔薄白，脉濡细，或头昏乏力、腰膝酸软。

临床施治

1. 苦参湿疹洗剂

【组成】苦参20g　地胡椒20g　猫爪刺20g　猪苦胆1个

【主治】湿疹，湿热型。多见于急性湿疹，表现为潮红，肿胀，瘙痒，糜烂，流滋，浸淫成片，舌红、苔黄腻，脉滑数，或大便秘结，小便短赤。

【用法】水煎，擦洗患处。

2. 石灰草霜敷

【组成】葱汁6g　陈石灰12g　百草霜12g　艾绒6g

【主治】各型湿疹。

【用法】将葱绞汁，再与陈石灰、百草霜、艾绒一起捣烂成泥，敷于患处，每日换新药。

3. 绿豆海带鱼腥草汤

【组成】绿豆30g　海带20g　鱼腥草15g

【主治】急性湿疹，湿热型。多见于急性湿疹，表现为潮红，肿胀，瘙痒，糜烂，流滋，浸淫成片，舌红、苔黄腻，脉滑数，或大便秘结，小便短赤。

【用法】将海带、鱼腥草洗净，同绿豆煮熟。喝汤，吃海带与绿豆。每日1剂，连服6～7日。

4.蒲公英膏药

【组成】蒲公英30g　石菖蒲20g　苦参20g　虎杖20g

【主治】湿疹，湿热型。多见于急性湿疹，表现为潮红，肿胀，瘙痒，糜烂，流滋，浸淫成片，舌红、苔黄腻，脉滑数，或大便秘结，小便短赤。

【用法】将上药研细末（熬制成膏），外敷患处，每日一换。

5.土大黄砂仁汤浴

【组成】葱头3个　土大黄10g　砂仁10g

【主治】各型湿疹。

【用法】水煎之，熏洗患部。

6.杧果叶汤浴

【组成】杧果叶（鲜）适量

【主治】湿疹，适用于瘙痒者。

【用法】水煎汤洗患处。

7.灰灰菜汤浴

【组成】灰灰菜60g

【主治】湿疹，湿热型。多见于急性湿疹，表现为潮红，肿胀，瘙痒，糜烂，流滋，浸淫成片，舌红、苔黄腻，脉滑数，或大便秘结，小便短赤。

【用法】水煎汤洗患处。

8.公英菊花汤浴

【组成】蒲公英30g　野菊花15g

【主治】急性湿疹，湿热型。症见潮红，瘙痒，汁水多时。

【用法】淋洗法。上药煎汤取汁，待药液温后淋洗患处（淋下的混有疮汁的药水不宜再用）。每次20分钟，每日3次。

9. 艾叶苦参汤浴

【组成】艾叶15g　苦参60g　明矾50g　芒硝60g　川椒15g　荆芥15g

【主治】各型湿疹。

【用法】熏洗法。上药水煎，先熏后洗患处，每天2次，每次15～20分钟，7日为1个疗程。

10. 苦参蛇床浴

【组成】苦参60g　蛇床子30g　白芷15g　金银花30g　菊花60g　黄柏15g　地肤子15g　菖蒲9g

【主治】慢性湿疹，血虚风燥型。症见浸润肥厚，瘙痒、苔藓样变，血痂、脱屑，反复发作。

【用法】将上药用纱布包裹，药包放入热水单人浴池内浸泡30分钟，然后进浴池内泡澡20分钟，每日1次。

11. 土茯苓茵陈汤浴

【组成】土茯苓30g　茵陈30g　苦参30g　蚕沙30g　蛇床子30g　地肤子30g　苍耳子30g　大飞扬草30g　大叶桉树叶30g　明矾15g　薄荷（后下）各15g

【主治】各型湿疹。

【用法】将上药研碎成末，加清水煮沸，滤取药汁倒入盆内，待温浸洗患处。每日2～3次，每次15～20分钟。

三、痱子

痱子多见于小儿，尤其是新生儿、婴幼儿。临床表现为多数散发或簇集的表浅疱疹，易破，分布在前额、颈部、胸背部及手臂屈侧等处。

临床分为

1.晶痱（俗称白痱子） 常见于新生儿，或儿童突然大汗暴晒之后。由于角层下潴留汗液所致。表现为多数散发或簇集的直径1～2mm或更大的含清液的表浅疱疹，易破，密集分布在前额、颈部、胸背部及手臂屈侧等处。无自觉症状，多于1～2日内吸收，留下薄薄的糠状鳞屑。

2.红痱子（红色汗疹） 多见于婴幼儿及儿童。是汗液残留在真皮内发生的，突然发病，迅速增多，多为红色小丘疹或丘疱疹，散发或融合成片，分布在脸、颈、胸部及皮肤皱褶处，痒、灼热和刺痛，患儿烦躁不安，遇热后则症状加重。

3.脓痱子 它是以孤立、表浅与毛囊无关的粟粒脓疱为特点。小脓疱位于真皮内，以汗腺为中心，破后可继发感染。多在皮肤皱褶处发生。

临床施治

1.冬瓜绿豆煎

【组成】冬瓜60g 绿豆30g 海带15g 白糖适量

【主治】痱子。症见灼热，红色小丘疹或丘疱疹，其痒难忍，兼烦渴，便干尿短赤等症。

【用法】前3味药水煎，白糖调味服食。每日1剂，连服1周。

2.黄瓜痱子方

【组成】黄瓜适量

【主治】痱子。症见红色小丘疹或丘疱疹，散发或融合成片。

【用法】黄瓜切片，轻轻在痱子上擦，每日多次。

3.绿豆滑石粉

【组成】绿豆粉、滑石粉各适量

【主治】痱子。症见红色小丘疹或丘疱疹，散发或融合成片，分布在脸、颈、胸部及皮肤皱褶处，痒、灼热和刺痛，患儿烦躁不安，遇热后则症状加重。

【用法】将两种粉末混合均匀。洗净患处，撒于患处。

四、癣

癣是侵犯表皮、毛发和指（趾）甲的浅部霉菌病，常见的有头癣、手足癣、体癣及股癣等，癣病是一种传染性的皮肤病。

临床分型

1.头癣（俗称秃疮、癞头疮）

（1）白癣：初起为毛囊性丘疹，复以灰白色鳞屑，以后逐渐扩大蔓延，其特点是头皮上出现单个或多个圆形或不规则的大片灰白色鳞屑斑，边缘清楚，一般无明显炎症。

（2）黄癣：初起时以毛囊口为中心出现黄红色小点，继之扩大、增厚，形成黄色、棕色或灰色痂皮，如发展成为典型的黄癣痂。

（3）黑点癣：本病很少见，儿童、成人均可患之。皮疹呈鳞屑性小片，数目较多，病发高出头皮后即折断，留下残发在毛囊口，呈黑点状。

2.手癣（俗称鹅掌风）

本病多单侧发生，亦可双侧，发于手心及手指屈侧，初起为小水疱，破溃或吸收后出现脱屑，或伴有潮红，以后扩大融合成不规则或环形病灶，边缘清楚；发于指缝间者，常为潮红湿润，脱皮、自觉瘙痒，夏重冬轻。

3.足癣

（1）水疱型：多发生于足弓及趾的两侧，为成群或分散的小水疱。

（2）脱屑型：多发生于趾间、足跟两侧及足底，表现为角化过度、干燥、粗糙、脱屑、皲裂等。

（3）糜烂型：发生于趾缝间，尤以第三、四趾间较多见，表皮浸渍发白，有渗液，如将表皮除去后，露出红色创面，伴有剧烈疼痛，且有特殊臭味。

4. 甲癣（亦称灰指甲）

一般无自觉症状或初起时甲旁发痒，继则甲板增厚，高低不平，失去光泽，呈灰褐色，甲板变脆，有的中间蛀空而残缺不全，指（趾）甲变形。

5. 体癣及股癣

凡发生在面、颈、躯干及四肢的癣病称体癣；仅局限于大腿内侧靠近生殖器及臀部者称为股癣。皮损为钱币形红斑，边缘清楚，病灶中央常有自愈倾向，边缘及四周有丘疹、水疱、结痂及鳞屑，自觉瘙痒。

临床施治

1. 头癣膏

【组成】花椒10g　百部10g　明矾5g　菜籽油适量

【主治】头癣，俗称秃疮、癞头疮。

【用法】前3味药共研细末，用菜籽油调敷患处。每日2次。

2. 仙人掌泥

【组成】仙人掌50g　苦参20g　玄参20g　白鲜皮20g　葱30g

【主治】手癣，俗称鹅掌风。

【用法】将药物共捣，外敷患处。每日3次。

3. 手癣洗剂

【组成】地龙15g　地骨皮15g　紫草20g　米醋100g

【主治】手癣，俗称鹅掌风。

【用法】水煎，外洗患处。每日3次。

4. 凤仙花洗剂

【组成】凤仙花全草50g　米醋100g

【主治】甲癣，亦称灰指甲。

【用法】将凤仙花浸泡米醋中1天，用药液泡洗患处，每日1次，每次1小时。

5.脚气散

【组成】鹅蹼20g　大黄15g　醋适量

【主治】足癣，亦称脚气、香港脚。

【用法】前2味药共研末，用醋调匀，外敷患处。

6.大蒜治癣方

【组成】大蒜、凡士林各适量

【主治】体癣及股癣。

【用法】将大蒜捣如泥，与凡士林调匀后敷患处，每日2次。

【说明】本方主治各种癣症，但以体癣效果为佳。

7.石榴生南星汁

【组成】石榴皮30g　生南星20g　米醋适量

【主治】体癣及股癣。

【用法】前2味药共捣，加米醋，放置1天，绞汁外涂患处。每日3次。

五、带状疱疹

带状疱疹是由水痘—带状疱疹病毒所致，成簇水疱呈带状分布于身体一侧的皮肤病。经神经呈单侧带状分布，好发于背部、胸部等肋间神经分布处，伴有疼痛。中医称为缠腰火丹。

辨证分型

1.热盛型：皮损鲜红，水疱丰满，疼痛剧烈，大便干，小便短赤，舌质红、苔黄白。

2.湿盛型：皮损淡红，水疱黄白松弛，疼痛略减，大便不干或略溏，舌苔薄。

临床施治

1. 三黄疱疹油膏

【组成】大黄10g　黄连10g　黄柏10g　香油适量

【主治】带状疱疹，热盛型。皮损鲜红，水疱丰满，疼痛剧烈，大便干，小便短赤，舌质红、苔黄白。

【用法】前3味药研末，香油调匀，外涂于患处，每日1次。

2. 二柏疱疹蜜膏

【组成】侧柏叶30g　黄柏20g　蜂蜜适量

【主治】带状疱疹，热盛型。皮损鲜红，水疱丰满，疼痛剧烈，大便干，小便短赤，舌质红、苔黄白。

【用法】前2味药研末，调入蜂蜜，外敷患处，每日1次。

3. 龙胆草油膏

【组成】龙胆草30g　香油适量

【主治】带状疱疹，热盛型。皮损鲜红，水疱丰满，疼痛剧烈，大便干，小便短赤，舌质红、苔黄白。

【用法】将龙胆草研细末，调入香油，外涂患处，每日3次。

4. 番薯叶消炎敷

【组成】番薯叶、冰片歌适量

【主治】各型带状疱疹。

【用法】将番薯叶切碎捣烂，加入研细的冰片，外敷患处，每日2次。

5. 荸荠鸡蛋敷

【组成】荸荠5个　鸡蛋1个

【主治】带状疱疹，热盛型。皮损鲜红，水疱丰满，疼痛剧烈，大便干，小便短赤，舌质红、苔黄白。

【用法】荸荠捣烂，将鸡蛋过滤出蛋清，调匀备用。每日数次，外涂患处。

6. 地榆紫草敷

【组成】地榆30g　紫草80g　凡士林适量

【主治】带状疱疹，肝郁化火型。症见水疱簇集，痛如火燎。

【用法】前2味药共研细末，再以凡士林调匀，摊于纱布上备用。敷于患处，每日换药1次。

7. 仙人掌敷

【组成】鲜仙人掌、炒粳米粉、米泔水各适量

【主治】带状疱疹，火毒炽盛型。症见局部灼热疼痛明显。

【用法】先将鲜仙人掌去皮、刺，放入石臼中捣烂，再加入炒粳米粉、米泔水，捣和均匀，使成黏胶状以备用。用时将已制好的糊胶状药物敷于患处，外盖塑料布，用绷带包扎，每隔3～4小时换药1次。

8. 金挖耳敷

【组成】金挖耳（又名野向日葵，鲜者为佳）适量

【主治】带状疱疹，脾经湿热型。症见红赤不明显，疼痛剧烈。

【用法】将上药捣烂后备用。敷于患处，每天敷1次，一般5～7天可愈。

9. 大小蓟奶膏

【组成】大蓟、小蓟、鲜牛奶各适量

【主治】带状疱疹，热毒炽盛型。红赤灼痛明显的带状疱疹。

【用法】将大、小蓟放在鲜牛奶中泡软后，捣成膏备用。外敷患处。

10. 鲜马齿苋敷

【组成】鲜马齿苋适量

【主治】带状疱疹，肝经火毒型。症见红赤疼痛剧烈。

【用法】上药洗净，切成碎，捣如泥备用。每日2次，湿敷于患处。

六、冻伤

凡人体受寒冷侵袭，引起局部血液凝滞、皮肤肌肉损伤的疾患，称为冻疮。本病多发于手、足、耳、鼻及两颊等暴露部位，以严寒冬季在户外工作者多见。

1. 蒜泥敷

【组成】紫皮蒜适量

【主治】冻疮。

【用法】入冬前将蒜捣烂，擦在常患冻疮处，1日1次，连续5～7天，如皮肤起疱，可暂停用。

【说明】本方适用于冻疮的预防。

2. 姜汁膏

【组成】生姜

【主治】冻疮。

【用法】生姜绞汁，熬膏涂之，早晚各1次。

【说明】此方对于手、足冻疮均治。此外，用生姜汁时时漱吐，还可治疗口疮。

3. 甘草芫花汤

【组成】干姜15g　生甘草30g　芫花30g

【主治】冻疮。

【用法】将上药水煎至药液3 000mL，趁热浸洗手足，每日3次，每次30分钟，可反复加热用之。

【说明】本方专治手足冻伤，溃或未溃者，均可使用。

4. 茄秧液

【组成】茄秧适量

【主治】轻度冻疮。

【用法】水煎取汁，泡洗患处，每日1次。

5. 松针液

【组成】鲜松针适量

【主治】轻度冻伤。

【用法】水煎取汁，外洗，每日2～3次。

6. 蜡梅枝液

【组成】蜡梅枝100g

【主治】轻度冻伤。

【用法】水煎取汁，洗患处。

7. 黄柏散

【组成】黄柏20g　大黄20g

【主治】冻疮。适用于冻疮溃烂者。

【用法】上药研细末，撒患处，每日1次。

8. 蚌壳散

【组成】蚌壳适量

【主治】冻疮。适用于冻疮溃烂者。

【用法】烧枯，研细末，撒于溃烂处。

9. 密陀僧油膏

【组成】密陀僧30g　芝麻油适量

【主治】冻疮。适用于冻伤而致裂口者。

【用法】将密陀僧研成细粉，用芝麻油调匀，外涂患处。

10. 辣椒根液

【组成】辣椒根或白茄根适量

【主治】可预防冻伤，亦适于治疗轻微冻伤。

【用法】严寒时，用辣椒根或白茄根煎水，取汁泡洗手脚，常用。

11. 辣椒熏洗液

【组成】辣椒适量

【主治】冻疮日久，疙瘩不散者。

【用法】将辣椒水煎，趁热先熏患处，待水温后频洗患处。每日3次。

12. 桂枝姜椒液

【组成】桂枝60g　干姜15g　川椒15g

【主治】手足冻疮。

【用法】上药水煎，在局部浸浴。每次半小时以上，每日2次，连续数日。

13. 冬瓜皮茄根熏洗液

【组成】冬瓜皮、茄根各适量

【主治】冻疮。

【用法】将上药水煎,熏洗患处。每次20分钟,每日3～4次。

14. 无花果叶液

【组成】无花果叶60g

【主治】冻疮。

【用法】上药加水2:1,取药液温浴患处。每日2～3次。

15. 当归赤芍冻疮熏洗液

【组成】当归25g 赤芍25g 细辛15g 通草15g 甘草15g 红枣100g

【主治】冻疮溃烂,肿痛,奇痒。

【用法】上药共用水煎2 000mL,先以热气熏蒸患部,同时用布盖足上或手上,勿使汤气外泄,使能持久熏蒸,候药液稍凉时即浸洗患处,共约30分钟,每天1～2次。药液可再煎沸以消毒,如法连用4～5次。3～5天为1个疗程。本方治疗均获得满意疗效,多数患者仅用1剂即愈。

16. 姜附冻疮熏洗液

【组成】生姜30g 白附子3g 桂皮15g 白萝卜1个

【主治】冻疮。

【用法】取上药加水煎煮,去渣,取液,熏洗患处。每日2～3次。

17. 柏杏膏

【组成】柏叶120g 杏仁40枚 血余15g 盐15g 乳香0.3g 黄蜡30g 清油30mL

【主治】冻伤。

【用法】先煎清油令沸,再下前5味药,次下黄蜡搅匀。每日1洗1换,如疮渐好,即3～4日1换。

18.郁地粉油膏

【组成】郁金90g　生地黄60g　粉草30g　猪脂油500g　黄蜡12g

【主治】冻疮。

【用法】前3味药以猪脂油浸7日，炼药枯，滤去渣，加黄蜡，熔化成膏，浸水内。摊涂患处。

19.连乳血竭膏

【组成】黄连末15g　乳香末9g　血竭末15g　香油360mL　黄蜡120g　冰片6g

【主治】冻疮。

【用法】先将香油热开，加血竭末及乳香末熬片刻，然后加黄蜡离火，候蜡消火，将此膏倾入冷水中浸1～2日，换水2～3次，将膏拿出，加黄连末及冰片和匀即可。用时敷患处，不必太厚，外覆油纸，再缠以绷带。

20.归柏油膏

【组成】当归30g　黄柏30g　麻油120mL　蜂蜡、硼酸水或甘草各适量

【主治】冻疮。适用于重症者有溃烂之冻疮。

【用法】上2味药和麻油混合，放入铜器中，置于火上熬上药至焦枯，用纱布滤过，再将所滤之药油放入铜器中，熬10分钟左右，然后下的蜂蜡，待蜡熔化，即可将药油收起，待冷后成为软膏，即可使用。用硼酸水或甘草将患部洗干净，然后用无菌药棉擦干患部，再将药膏摊于纱布上，敷于患部。每日1次，重者1日2次换药。

21.芷归紫红膏

【组成】白芷12g　当归12g　紫草12g　红花12g　香油1 000mL　黄蜡180g

【主治】冻疮。

【用法】前4味药用香油炸枯，去渣滤净，加入黄蜡收膏，每15g重装盒。涂抹患处。

22.橘皮生姜敷

【组成】橘皮3～4个　生姜30g

【主治】耳轮或鼻尖处冻伤。

【用法】上药加水2 000mL煎煮30分钟后取药液，备用。用毛巾浸湿热敷患处，1日1次，每次20～30分钟，2～4次即可。

23.山药蓖麻敷

【组成】山药适量　蓖麻子仁3～5粒

【主治】冻疮。

【用法】将以上药物共捣烂备用，敷于患处，干即更换，数次即消。

24.萝卜麻油涂擦剂

【组成】萝卜1个　麻油适量

【主治】轻度冻伤，皮肤无溃疡者。

【用法】将萝卜中间挖1个圆洞。把麻油倾入萝卜中，再将萝卜放入木炭火中烧，待麻油滚后即可取其油，备用。用无菌棉花蘸萝卜油涂于患处（热涂），每日2～3次。

25.樱桃酒

【组成】樱桃120g（取近成熟鲜品）　白酒500mL

【主治】冻疮。表浅性破溃的冻疮不宜用。

【用法】先将樱桃洗净，晾干，然后浸泡到白酒中，封口密闭，置阴凉处备用。用棉球蘸上药酒涂于患处，每日1～3次。对愈后复发者，可每晚睡前涂擦1次。

26.丁香酒

【组成】丁香15g　生酒150mL

【主治】冻疮久不愈。

【用法】将2味药煎热敷患处，早晚各1次。

七、疥疮

疥疮是指疥虫所致的传染性皮肤病,以特殊发病部位及疥虫隧道、丘疹、水疱等损害为主要临床表现。常发于指缝、指侧,其次为腕屈面、肘窝、腋下等,只有幼儿可见于头面部。皮疹为疥虫隧道、红色丘疹、水疱、结节、血痂、抓痕。合并感染者可见脓疱、脓痂及疖肿。自觉瘙痒,夜间尤甚。

1. 菊花紫草茶

【组成】野菊花15g　连翘15g　赤芍15g　紫草10g

【主治】疥疮,血热而致。

【用法】水煎服。

2. 黄连苍耳膏

【组成】黄连10g　苍耳子10g　冰片2g　凡士林适量

【主治】疥疮,血热而致。

【用法】前3味药研末,加入凡士林调匀,擦患处。

3. 苍术苦参丸

【组成】苍术100g　苦参50g　蜂蜜适量

【主治】疥疮,中期。症见水泡破后流黄水者。

【用法】前2味药研末,炼蜜(蜂蜜)为丸,每次口服5g,每日2次。

4. 冬瓜薏米饮

【组成】冬瓜200～400g　薏米30～50g　白糖适量

【主治】疥疮,早期。症见局部有圆形小结节,红肿,疼痛。

【用法】煎汤代茶饮。每日1次,连服4～5日。

5. 绿豆汤

【组成】绿豆50g　白糖50g

【主治】疥疮,早期。症见局部有圆形小结节,红肿,疼痛。

【用法】煮汤代茶饮。每日1次,连服数日。

6．巴豆当归膏

【组成】巴豆9g（去皮）　当归15g　清油250mL　黄蜡适量　轻粉3g

【主治】疥疮，中期。症见水疱、结节、血痂、抓痕，合并感染者伴脓疱出现。

【用法】先将清油慢火熬，次下巴豆、当归，熬至焦枯去渣，再下黄蜡、轻粉，滚开冷定，瓷盒盛之。根据疮的大小，取药膏敷贴患处。

【说明】禁忌辛辣酒类。

7．浮萍洗剂

【组成】浮萍适量

【主治】疥疮，中期。症见抓破出血不流水者。

【用法】水煎，趁热擦洗患处。

8．川乌头液

【组成】川乌头7枚（生用）

【主治】疥疮，中期。症见疥疮水疱破后流黄水者。

【用法】将川乌头捣碎，加入水1 000mL，煮至300mL，去渣，温洗患处（不能内服）。

9．薄荷百部煎

【组成】薄荷、百部各20g　白果适量

【主治】疥疮，各期。

【用法】将前2味药水煎取汁，浸洗患处，然后以白果捣烂外敷。

10．地肤公英液

【组成】地肤子50g　蒲公英50g　硫黄15g　雄黄15g

【主治】疥疮，全身多发。

【用法】将上药用纱布包裹，放入有热水的浴盆内30分钟，然后患者进入浴盆浸洗30分钟，每日1～2次。

11．椒矾地肤液

【组成】花椒10g　枯矾20g　地肤子30g

【主治】疥疮，各期。

【用法】将上药加入水煎沸取汤，趁热熏洗患处。每次10～20分钟，每日2次，每日1剂，3～5天为1个疗程。

八、脓疱疮

脓疱疮，又称黄水疮。是因感染葡萄球菌引起的传染性化脓性皮肤病，以脓疱、脓痂为主要临床表现。主要发生在头面、四肢等暴露部位，也可蔓延于全身。本病在初起时，患处皮肤发生红斑，或为黄豆大小的水疱，迅速变化成脓疱，界线分明，四周有红晕，疱壁极薄，内含透明水液，逐渐变为浑浊，疱壁容易破裂，露出湿润而潮红的疮面，流出黄水，干燥后结成脓痂，痂皮逐渐脱落，直至愈合，愈合不留瘢痕。

辨证分型

1. 暑湿热蕴型：症见脓疱疮较密集，色红，周围有红晕，破后糜烂面鲜红，附近淋巴结肿大，或伴有口干发热、便燥、尿黄等。

2. 脾虚湿蕴型：症见脓疱稀疏，色淡。

临床施治

1. 黄芩乳没膏

【组成】黄芩9g　乳香9g　没药9g　黄蜡6g　香油12g　黄丹6g　枯矾6g　黄香6g　儿茶6g　冰片2.4g

【主治】脓疱疮，暑湿热蕴型。症见脓疱疮较密集，色红，周围有红晕，破后糜烂面鲜红，附近淋巴结肿大，或伴有口干发热、便燥、尿黄等。

【用法】先将乳香、没药、黄芩3味药用香油熬煎枯，去渣，将黄蜡置于油内，待成冷膏，再将枯矾、黄香、儿茶、冰片、黄丹共研细末，加入膏内调匀。擦患处，2日后用淡盐水洗净再涂。

2.藤黄软膏

【组成】藤黄60g　麻油240mL

【主治】脓疱疮，暑湿热蕴型。症见脓疱疮较密集，色红，周围有红晕，破后糜烂面鲜红，附近淋巴结肿大，或伴有口干发热、便燥、尿黄等。

【用法】先将麻油放入铜锅内，煎干水汽后，放入藤黄拌匀，收贮瓷瓶中收藏。外敷涂患处，每日1次。

3.黄瓜秧香油散

【组成】黄瓜秧、香油各适量

【主治】脓疱疮，暑湿热蕴型。症见脓疱疮较密集，色红，周围有红晕，破后糜烂面鲜红，附近淋巴结肿大，或伴有口干发热、便燥、尿黄等。

【用法】黄瓜秧焙焦，研末，用香油调匀，外敷患平，每日数次。

4.苦楝叶洗敷

【组成】苦楝叶500g　10%石炭酸溶液5mL

【主治】脓疱疮，暑湿热蕴型。症见脓疱疮较密集，色红，周围有红晕，破后糜烂面鲜红，附近淋巴结肿大，或伴有口干发热、便燥、尿黄等。

【用法】将苦楝叶洗净加水3 000mL，煎沸50分钟，冷却后过滤，装入消毒玻璃瓶中备用。每1 000mL溶液内加入10%石炭酸溶液（5mL）防腐。用时先用苦楝叶溶液洗涤疮口表面脓痂，然后用消毒纱布浸透药液做创面湿敷，每3～5小时在纱布上加滴该药以保持湿润。

5.松香枯矾菊花敷

【组成】松香末、枯矾末、菊花、温盐水、香油各适量

【主治】脓疱疮，暑湿热蕴型。症见脓疱密集，色黄。

【用法】将菊花洗净晒干，研细末，再与松香末、枯矾末等量掺和过筛，装瓶备用。用时先用温盐水洗净患处，取此药与香油调成糊状，涂敷患处，每日2～3次。

6.蚕豆壳膏

【组成】蚕豆壳、黄丹、香油各适量

【主治】各型脓疱疮。

【用法】将蚕豆壳在瓦上焙干，研末，加入黄丹，以香油调匀，备用。敷患处，干则再敷，3日即愈。

7.莲房油膏

【组成】莲房、香油各适量

【主治】脓疱疮，脾虚湿蕴型。症见脓疱稀疏，色淡。

【用法】莲房烧成炭，研末，香油调匀。敷患处，日2次。

8.苦参蛇床苍术浴

【组成】苦参30g　蛇床子30g　苍术15g　黄柏15g　川椒15g　轻粉0.5g

【主治】脓疱疮，暑湿热蕴型。症见脓疱密集，色黄。

【用法】熏洗法。将上药水煎，趁热熏洗患处。每次洗10分钟，每日3次。

9.双花芩公地参液

【组成】金银花15g　黄芩15g　蒲公英30g　地丁30g　苦参30g

【主治】脓疱疮，暑湿热蕴型。症见脓疱密集，色黄。

【用法】熏洗法。上药水煎熏洗患部，每日3次，一般5～7天即可治愈。

10.黄柏大黄液

【组成】黄柏30g　生大黄30g　苦参30g　蒲公英20g　银花20g　百部20g　淡盐水适量

【主治】脓疱疮，暑湿热蕴型。症见脓疱疮较密集，色红，周围有红晕，破后糜烂面鲜红。

【用法】将前6味药水煎反复淋洗患处，混有脓汁的药汁不可再用。有黏稠渗出液或结痂时，宜先以温热淡盐水轻洗清除后再用本法，每周3～5次，一般4～7天可愈。

11.苦参薏米甘草液

【组成】苦参30g　薏米24g　甘草24g

【主治】脓疱疮，暑湿热蕴型。症见脓疱疮较密集，色红，周围有红晕，破后糜烂面鲜红，或伴有口干发热、便燥、尿黄等。

【用法】将上药研碎，加水2 000mL，煎煮至1 500mL，滤取药汁，冷却后冲洗患处，每日3～4次，每次30分钟。

12.齿苋公英如意液

【组成】马齿苋120g　蒲公英120g　如意草120g　明矾120g

【主治】脓疱疮，暑湿热蕴型。症见脓疱疮较密集，色红，周围有红晕。

【用法】将上药研成粗末，装入纱布袋内，加水3：1，煮沸30分钟，用软毛巾浸药汁湿敷患处。

九、皮肤瘙痒

皮肤瘙痒是以血痂、抓痕、色素沉着、苔藓样变等继发损害为主要临床表现的疾病。中医称为"风瘙痒"。

辨证分型

1.风热血燥型：年轻者为多，病属新起，如被褥太暖会引起发作或使痛痒加剧，舌淡红、苔薄黄，脉滑。

2.血虚肝旺型：老年人为多，病程较久，如情绪波动会引起发作或瘙痒加剧，舌红、苔薄白，脉细数或弦数。

3.风寒型：症见皮肤瘙痒，遇风寒加剧。

临床施治

1.苦菜大肠汤

【组成】苦菜干、绿豆、猪大肠、盐各适量

【主治】皮肤瘙痒，风热血燥型。年轻者为多，病属新起，如被褥太暖会引起发作或使瘙痒加剧，舌淡红、苔薄黄，脉滑。

【用法】把绿豆洗净先煮20分钟，然后装入洗净的猪大肠内，两端扎好，与苦菜干共煮熟，盐调味，数次食完，隔1～2日服1剂。

2.泥鳅枣汤

【组成】红枣15g　泥鳅30g　盐适量

【主治】皮肤瘙痒，血虚肝旺型。老年人为多，病程较久，如情绪波动会引起发作或瘙痒加剧，舌红、苔薄白，脉细数或弦数。

【用法】先把泥鳅洗净，再与红枣煎汤，加盐调味服食。每日1剂，连用半个月。

3.姜枣桂枝煎

【组成】红枣50g　干姜8g　桂枝6g

【主治】皮肤瘙痒，风寒型。症见皮肤瘙痒，遇风寒加剧。

【用法】水煎服。每日1剂，连服1周。

4.老葱贴

【组成】老葱（连根带子）3根

【主治】皮肤瘙痒。症见全身泛发性瘙痒，晚间加重，难以遏止。

【用法】水煎，趁热敷患处，每日1～2次。

5.二地僵蚕粥

【组成】生地黄20g　熟地黄20g　僵蚕20g　粳米100g

【主治】各型皮肤瘙痒。

【用法】前3味药水煎取汁，入粳米中同煮为粥。每日1剂，早起空腹服，7～10天为1个疗程。

6.牛蒡子蝉蜕丹皮粥

【组成】牛蒡子10g　蝉蜕15g　丹皮15g　粳米适量

【主治】皮肤瘙痒，风热血燥型。年轻者为多，病属新起，如被褥太暖会引起发作或使痛痒加剧，舌淡红、苔薄黄，脉滑。

【用法】前3味水煎取汁，与粳米中同煮为粥。早晚服用。

7.桃仁蝉蜕粥

【组成】桃仁15g　赤芍15g　蝉蜕15g　粳米100g

【主治】皮肤瘙痒，风热血燥型。年轻者为多，病属新起，如被褥太暖会引起发作或使瘙痒加剧，舌淡红、苔薄黄，脉滑。

【用法】前3味水煎取汁，入粳米中同煮为粥即可食用。每日1剂，早晚服用。每7～15天为1个疗程。

8.防风生姜粥

【组成】防风15g　生姜15g　威灵仙10g　粳米100g

【主治】皮肤瘙痒，风寒型。症见皮肤瘙痒，遇风寒加剧。

【用法】前3味药水煎取汁，与粳米同煮为粥即可食用。每日1剂，早晚服用。

十、白癜风

白癜风是一种色素脱失所致的皮肤病，色素脱失斑大小形态不一，呈乳白色，表面光滑，无鳞屑，边缘有色素沉着，境界清楚，数目不定，以面、颈、手背多见，常呈对称分布，患处的毛亦可变白。

现代医学认为该病是表皮内色素细胞中缺乏酪氨酸酶所致。

中医认为该病是由于风邪留于腠理，搏于皮肤，以致气滞血瘀而成。

临床施治

1.生姜祛癜方

【组成】生姜、硫黄各适量

【主治】白癜风。症见面项身体白驳。

【用法】生姜蘸硫黄，擦患处，每日数次。

【说明】本法用于治疗白癜风有一定的疗效。此外，尚具有杀虫解毒之功。

2. 核桃皮散

【组成】青核桃皮1个　硫黄5g

【主治】白癜风。

【用法】共研匀，擦患处，日日擦之。

【说明】青核桃是从树上摘下尚未成熟者。

3. 硫姜软膏

【组成】生硫黄、生姜汁各适量

【主治】白癜风。

【用法】生硫黄研细末，用生姜汁同煎成膏，备用。洗净患处，以药膏涂擦之。

4. 乌梅补骨脂酒

【组成】乌梅肉50g　补骨脂60g　白酒适量

【主治】白癜风。

【用法】将前2味药同白酒浸2周后起用。每日3次，外擦患处。

5. 猪胰米酒

【组成】猪胰脏1个　米酒、盐各适量

【主治】白癜风。

【用法】猪胰脏浸米酒2小时后取出，蒸熟，以盐调味服食。每日1只，15天为1个疗程。

6. 补骨脂蒺藜酒

【组成】补骨脂15g　白蒺藜10g　白酒100mL

【主治】白癜风。

【用法】前2味药用白酒浸泡1周后外用，每日2次。如起水疱，待疱消后再用。

7. 菟丝子酒

【组成】菟丝子25g　50%酒精100mL

【主治】白癜风。

【用法】将菟丝子在酒精中浸泡1周后外用，每日1～2次。

8.白癜风药酒

【组成】乌蛇肉（酒炙）120g　枳壳（麸炒）50g　羌活50g　牛膝50g　天麻50g　熟地黄75g　白蒺藜（炒）30g　五加皮30g　防风30g　桂心30g　黄酒7 000mL

【主治】白癜风。

【用法】上10味药削片，以绢袋盛，浸于黄酒中密封，经7日即可。每日3次，每次温服1小盏，忌食鸡、鹅、鱼肉等发物。

十一、疣

疣是由人乳头瘤病毒引起的发生于皮肤浅表的小赘生物，但依据疣的形状不同可分为不同的疣。

1.寻常疣：好发于青少年的指背、手背、面部和头皮，为米粒至豌豆大的角质增生性突起，境界清楚，表面粗糙，显示不规则的乳头状增殖，初起时1～2个，可逐渐扩大，增多。

2.扁平疣：好发于青年人的颜面、手背和前胸，为针头或芝麻大扁平的丘疹，境界清楚，略高于皮面，呈淡褐、灰褐色或正常肤色，播种状或线状分布。有时可自行消退，但亦可复发。

3.传染性软疣：有轻度的传染性，好发于儿童和青年的躯干或面颈部。初为针头大的小丘疹，逐渐扩大和增多，至豌豆大小呈半球状隆起，具有蜡样光泽，外观似珍珠，中央有脐窝，可挤出乳酪样白色小体，不融合。

4.趾疣：生于足趾受压迫的角化部，如黄豆大小，暗黄色，有压痛。

5.丝状疣：为细软的丝状突起，一般高出皮面不超过1cm，好发于成年人的眼皮与颈部。

临床施治

1. 荸荠摩擦

【组成】鲜荸荠适量

【主治】寻常疣。

【用法】鲜荸荠剥去皮，用白色果肉摩擦疣体，每日3～4次，摩擦至疣体软化、脱掉，微痛和点状出血，一般数日可愈。

2. 香附木贼液

【组成】香附50g　木贼50g

【主治】寻常疣。

【用法】熏洗法。上药加水3～5碗水煎，趁热先熏后洗患处约半小时左右，每日1～2次，15次为1个疗程。

3. 苍术黄柏糊

【组成】苍术12g　黄柏12g　土槿皮10g　百部10g　白鲜皮10g　紫草10g　雄黄10g　狼毒10g　鸦胆子5g　生马钱子5g　凡士林适量

【主治】尖锐湿疣及寻常疣。

【用法】前10味药共研细末，加入凡士林调成糊状备用。取适量涂敷局部患处，每日1次，连用7天。

4. 薏米红糖煎

【组成】薏米60g　红糖适量

【主治】扁平疣。

【用法】水煎代茶频饮，或煮粥食。每日1剂，连服15～20日。

5. 黄豆芽煎

【组成】黄豆芽适量

【主治】扁平疣。

【用法】水煎汤，连汤淡食，1日3餐，吃饱为止。不再吃其他任何食物及油料。连吃3天，第四天改为普通饮食，仍以黄豆芽为菜。

6. 酸菜浸苦瓜

【组成】鲜苦瓜、酸菜水、菜油各适量

【主治】扁平疣。

【用法】把苦瓜剥开去子后，放入酸菜水中浸泡1周，取出切碎，在菜油锅中爆炒1分钟即可食用，1日3次，每次100g。连食半个月左右，可获痊愈。

7. 姜醋去疣汁

【组成】生姜、醋适量

【主治】扁平疣。

【用法】生姜捣汁，和醋调，擦患处，每日1次。

8. 鸦胆酒精液

【组成】鸦胆子粉30g　75%酒精100mL

【主治】扁平疣。

【用法】用棉签蘸上药混合液涂擦患处，至疣软后10分钟洗去，每日1次，待疣逐渐萎缩、脱落，不留瘢痕，暂留色素沉着。

9. 薏米大青液

【组成】薏米10g　大青叶10g　牡蛎10g　赤芍10g　败酱草15g　夏枯草15g

【主治】扁平疣。

【用法】上药加入水至500mL，煎沸3～5分钟，先熏待温后洗患处，每晚1次，每次20分钟。每剂可用3天。将药煎沸后，依上法续用，9日为1个疗程。

10. 香贼青液

【组成】香附20g　木贼30g　大青叶30g　板蓝根30g

【主治】扁平疣。

【用法】上药加入水至500mL，煎沸3～5分钟，先熏待温后洗患处，每晚1次，每次20分钟。每剂可用3天。将药煎沸后，依上法续用，9日为1个疗程。

11. 鲜皮明矾液

【组成】白鲜皮60g　明矾60g

【主治】扁平疣。

【用法】将上药加入水1 500mL，煎至800mL，置容器中先熏后洗，每日2次，3天为1个疗程。

12. 乌梅敷

【组成】乌梅肉、盐各适量

【主治】跖疣。

【用法】把乌梅肉用盐水浸泡1昼夜，捣烂如泥，外敷患处。

13. 蓝根紫草液

【组成】板蓝根30g　紫草15g　香附15g　桃仁9g

【主治】传染性软疣。

【用法】上药加入水1 000mL，煎汤擦洗疣体，每日3次，每剂可洗1～3天，平均7天为1个疗程。

14. 青叶齿苋液

【组成】马齿苋30g　大青叶30g　败酱草30g　紫草9g

【主治】寻常疣、扁平疣、传染性软疣、掌跖疣等皮疹广泛者。

【用法】上药水煎擦洗患处，每日数次。

15. 獐鹿肉熨

【组成】獐肉或鹿肉适量

【主治】各种疣。

【用法】用獐肉或鹿肉剖如厚脯，炙热。拓患处。可四炙四易，出脓便愈，不除，再以新肉用之。

16. 醋南星敷

【组成】天南星、醋各适量

【主治】各种疣。

【用法】将天南星研末，用醋调为膏状，涂敷患处。

十二、银屑病

银屑病临床表现为初起为红色丘疹或斑丘疹，以后逐渐扩大或相互融合，形成边界清楚的斑片，表面覆盖银白色鳞屑，轻轻刮除鳞屑后显露光滑的薄膜，再刮后可出现多个细小出血点。上述鳞屑、薄膜和点状出血是本病的三大临床特征，可发生于身体的任何部位，呈对称性分布，好发于膝、肘关节伸侧和头部，少数患者的指（趾）甲呈点状（顶针状）凹陷。

临床上有急性进展期、静止期和消退期。

临床分期

1.进展期：特点为皮疹多呈点滴状，色泽鲜红而发展迅速，鳞屑较多，易脱落，多有瘙痒感觉。正常皮肤如受到外伤等刺激后，可继发为银屑病皮损，医学称之为同形反应。

2.静止期：病情保持于静止阶段，无新疹出现，旧疹也不见消退。

3.退行期：皮疹缩小，逐渐消失。皮疹消退后，可遗留暂时性色素减退。

辨证分型

1.血热型：症见皮疹发展迅速，泛发潮红，鳞屑较多，瘙痒明显，伴口干舌燥、便干心烦。

2.血燥型：症见皮疹停止发展或逐渐消退，潮红减轻，鳞屑少而附着较紧，瘙痒不甚。

3.湿热型：症见常伴有浅在性、无菌性脓疱，好发于掌跖部，亦可泛发全身，兼发热、口渴等症。

4.血虚风燥型：症见病情稳定，有极少数新疹，小腿前侧肥厚或苔藓样变，舌淡苔薄，脉濡细。

5.冲任不调型：症见皮疹的变化随着妊娠或月经期而变化，常伴有月经不调、痛经等症。

6. 湿盛型：症见皮疹日久，呈暗红色斑块，有明显浸润，表面鳞屑不多，少有新疹出现。

临床施治

1. 牛胆酒膏

【组成】牛苦胆1个　白酒50mL　石灰适量

【主治】各型银屑病。

【用法】将石灰装入牛苦胆中，阴干，取出石灰研细末，每10g药末加白酒，调匀，放置1天。外敷患处。

2. 银屑病外用药膏

【组成】轻粉10g　朱砂10g　广丹10g　黄蜡10g　麻油适量

【主治】各型银屑病。

【用法】前3味药共研细末，另将麻油煎沸，加入黄蜡，煎至无黄沫为止，加入药末。外涂患处，每日1～2次。

3. 乌梅粥

【组成】乌梅100g　粳米100g　白糖适量

【主治】银屑病，血燥型。症见皮疹停止发展或逐渐消退，潮红减轻，鳞屑少而附着较紧，瘙痒不甚。

【用法】乌梅洗净，去核，水煎取汁，加粳米中同煮为粥，调入白糖即可。随意服食。

4. 槐花土茯苓粥

【组成】生槐花30g　土茯苓30g　粳米60g　红糖适量

【主治】银屑病，血热型。症见皮疹发展迅速，泛发潮红，鳞屑较多，瘙痒明显，伴口干舌燥、便干心烦。

【用法】将前2味药水煎成2碗药汁，再与粳米、红糖一起煮成粥。每日1剂，连服7～8剂。

5. 桂花土茯苓粥

【组成】生桂花30g　土茯苓30g　粳米60g　红糖适量

【主治】银屑病，湿盛型。症见皮疹日久，呈暗红色斑块，有明显浸润，表面鳞屑不多，少有新疹出现。

【用法】前2味药加水煎汤，去渣后加粳米、红糖煮粥。每日1剂，连服7～10剂。

6. 醋浸荸荠敷

【组成】荸荠15个　陈醋80mL

【主治】银屑病，血热型。症见皮疹发展迅速，泛发潮红，鳞屑较多，瘙痒明显，伴口干舌燥、便干心烦。

【用法】先把荸荠洗净去皮，切片，浸泡于陈醋中，慢火煎熬（忌用铜铁锅）10分钟左右，待荸荠将醋吸收并变硬时，把其捣成糊状，装瓶密封备用。使用时把本药用纱布盖严扎好敷于患处，每日换1次。

7. 石榴皮香油敷

【组成】石榴皮适量　香油30mL

【主治】银屑病，血燥型。症见皮疹停止发展或逐渐消退，潮红减轻，鳞屑少而附着较紧，瘙痒不甚。

【用法】前者炒炭研末，取10g与香油调成糊状，外涂患部。每日2次，连用1周。

8. 核桃泥敷

【组成】核桃仁60g

【主治】银屑病，冲任不调型。症见皮疹的变化随着妊娠或月经期而变化，常伴有月经不调、痛经等症。

【用法】捣烂，去油后装入纱布袋中，外擦患处。每日2～3次。

9. 鲜丝瓜敷

【组成】鲜丝瓜叶适量

【主治】银屑病，风盛血热型。症见皮疹发展迅速，泛发潮红，鳞屑较多，瘙痒明显，伴口干舌燥、便干心烦。

【用法】洗净捣烂，涂擦患处，直至局部发红，甚至见隐血为止，7天1次。

10.斑蝥药酒

【组成】斑蝥30只　青皮6g　白酒250g　生理盐水适量

【主治】银屑病。

【用法】前2味药在白酒中浸2～7天，以棉签蘸取药酒反复擦癣，直到患处感到发热及痛痒并起白色小疱时停止使用。然后刺破白疱，用生理盐水洗去脱皮，如不易洗去，可再擦药酒2～3次，至脱皮为度。

十三、鹅掌风

鹅掌风以手掌粗糙开裂如鹅掌为特征。初起掌心及手指皮下生小水疱，瘙痒，继而疱破，迭起白皮，脱屑，日久皮肤粗糙变厚；甚则皲裂疼痛，入冬加重，自掌心可延及遍手；进一步发展可引起指甲变厚，色灰黄而脆，病程缠绵。相当于现代医学的手部慢性湿疹，以及掌角化症、手掌霉菌病等疾病。

临床施治

1.牛油柏油麻油

【组成】牛油30g　柏油30g　麻油30g　银珠9g　铅粉9g　密陀僧6g　麝香末0.3g

【主治】鹅掌风。

【用法】前3味药共入锅，火化开，加入银珠、铅粉、密陀僧、麝香末，搅匀成膏，擦涂患处。

2.轻粉朱砂东丹膏

【组成】轻粉4.5g　朱砂3g　东丹3g　麻油120mL　黄蜡30g

【主治】鹅掌风。

【用法】前3味药共研细末，加麻油、黄蜡，以蜡熔为度，搅匀成膏。外涂患处。

3.羊蹄根酒

【组成】羊蹄根250g　75%酒精500g

【主治】鹅掌风。

【用法】将羊蹄根碾碎置入酒精内，浸泡7天后过滤去渣备用。用棉签或毛笔蘸药酒擦患部。慎勿入目。

4.羊蹄根土槿皮加味酒

【组成】羊蹄根（土大黄）30g　土槿皮30g　制川乌6g　槟榔6g　百部6g　海桐皮6g　白鲜皮6g　苦参6g　蛇床子3g　千年子3g　地肤子3g　番木鳖3g　蛇衣3g　大枫子3g　蜈蚣末1.8g　白信1.2g　斑蝥1.2g（布包）　高粱酒500mL

【主治】鹅掌风。

【用法】将前17味药浸泡于高粱酒中，用毛笔蘸药酒外涂患部。

十四、痤疮

痤疮是一种毛囊皮脂腺的慢性炎症性皮肤病，好发于颜面、上胸和肩背等皮脂腺较丰富的部位，皮疹与毛囊一致，为粟粒至豆大丘疹、小结节、脓疱、囊肿。呈红色或暗红色，有的为黑头粉刺，可挤出脂栓。

辨证分型

1.风热型：症见颜面潮红，粉刺热，疼痛或有脓疱，舌红、苔薄黄，脉细数。

2.湿热型：症见皮疹红肿，伴有便秘溲赤，纳呆腹胀，舌红苔黄，脉滑数。

3.瘀热型：症见皮疹时久不愈，色黯红，焮热。

4.虚火型：症见颜面潮红，粉刺热，五心烦热，舌红少苔或无苔。

临床施治

1. 橙子核散

【组成】橙子核适量

【主治】各型痤疮。

【用法】上药研末，水调，夜夜涂面，晨起洗去。

2. 祛粉刺清虚热膏

【组成】生石膏20g　玉竹9g　沙参9g　百合9g　白果90g　山药15g　核桃仁9g　莲子15g　白糖适量

【主治】痤疮，虚火型。症见颜面潮红，粉刺热，五心烦热，舌红少苔或无苔。

【用法】将莲子、白果去心，与诸药（白糖除外）同煮煎汤，取出生石膏后，以白糖调服。每日1剂，连服10～15日。

3. 薏米粥

【组成】薏米50g　红糖适量

【主治】痤疮，湿热型。症见皮疹红肿，伴有便秘溲赤，纳呆腹胀，舌红苔黄，脉滑数。

【用法】薏米水煮为粥，将熟加红糖即可。每日1剂，连续服用。

4. 益母草丹皮粥

【组成】益母草15g　丹皮15g　柴胡15g　粳米100g

【主治】痤疮，瘀热型。症见皮疹时久不愈，色黯红，嫩热。

【用法】前3味药水煎取汁，加粳米中同煮为粥。每日1剂，早晚服食。

5. 枇菊石膏粥

【组成】枇杷叶9g　菊花6g　生石膏15g　粳米60g

【主治】痤疮，风热型。症见颜面潮红，粉刺热，疼痛或有脓疱，舌红、苔薄黄，脉细数。

【用法】将诸药用布包好，加水3碗煮煎成2碗，再加粳米煮粥服食。每日1剂，连服10～15日。

6.加味荷叶粥

【组成】桃仁9g 山楂9g 贝母9g 荷叶半张 粳米60g

【主治】痤疮，瘀热型。症见皮疹时久不愈，色黯红，焮热。

【用法】先把前4味药煎成汤，去渣后加粳米煮粥服食。每日1剂，共服1个月。

7.鲤鱼白及汤

【组成】乌鲤鱼1条 大蒜3头 白及15g

【主治】痤疮，湿热型。症见皮疹红肿，伴有便秘溲赤，纳呆腹胀，舌红苔黄，脉滑数。

【用法】乌鲤鱼治净，与大蒜、白及同煮汤至鱼熟，饮汤食鱼。每日1剂，连服数日。

8.浮萍软膏

【组成】浮萍150g（晾干） 白蜜适量

【主治】痤疮，风热型。症见颜面潮红，粉刺热，疼痛或有脓疱，舌红、苔薄黄，脉细数。

【用法】将浮萍打碎筛净为末，以白蜜调和，稀稠得所，入瓷盒中备用。用时敷涂面部。

9.苦参菖蒲液

【组成】苦参200g 菖蒲100g 鸡苦胆5～6个

【主治】痤疮，湿热型。症见皮疹红肿，伴有便秘溲赤，纳呆腹胀，舌红苔黄，脉滑数。

【用法】前2味药煎汤去渣加鸡苦胆，洗擦患处，每日早晚各1次。

10.芦荟去痤疮

【组成】鲜芦荟60g

【主治】各型痤疮。

【用法】把鲜芦荟捣烂取汁，擦洗患处，1日2～3次，10日为1个疗程。

11. 绿豆滑石液

【组成】绿豆15g　滑石6g　白芷6g　白附子6g

【主治】各型痤疮。

【用法】上药共研细末，每用3匙，早晚洗面时汤调后用纱布蘸药擦洗患处。

12. 菟丝子痤疮液

【组成】菟丝子15～30g。

【主治】各型痤疮。

【用法】上药加入水煎成汤剂，每日数次趁热温洗局部。

13. 面部痤疮洗剂

【组成】石膏30g　银花30g　白茅根30g　知母10g　白芷10g　丹皮10g　红花10g　甘草10g　杷叶15g　菊花15g　大青叶15g　黄芩12g　苦参15g

【主治】面部痤疮。症见皮疹瘙痒。

【用法】上药水煎，待药汁温度适宜后浸洗颜面皮损处20分钟。每日1剂，7剂为1个疗程。

十五、鸡眼

鸡眼多发生于足底和趾间，损害为圆锥形的角质增生，表面为褐黄色鸡眼样的硬结，步履疼痛，压之也痛，用手指挤之则不甚疼痛，用针轻挑之不出血。

临床施治

1. 生姜艾叶方

【组成】生姜片、艾叶各适量

【主治】鸡眼。

【用法】将生姜置患处，将艾叶置于生姜上，用香火烧之，隔日自行脱落即愈。

【说明】本方适用于鸡眼的治疗，若1次不见效，可再来1次，直至痊愈。

2. 车前草敷

【组成】车前草适量

【主治】鸡眼，症状较轻者。

【用法】捣烂，敷鸡眼处。每日换药1次。

3. 荸荠葱头敷

【组成】荸荠1个　葱头1个

【主治】鸡眼，症状较轻者。

【用法】荸荠去皮，与葱头共捣如泥。敷于患处。每日睡前洗脚后换药1次。

4. 蜈蚣蜜敷

【组成】蜈蚣、蜂蜜各适量

【主治】鸡眼，症状较重者。

【用法】蜈蚣研末，每用适量，以蜂蜜调匀。敷于患处，包扎固定。每日换药1次。

5. 米酒汤

【组成】热水、醋各适量　米酒1杯

【主治】鸡眼。

【用法】脚盆盛热水，倒入米酒，将脚浸入，至水冷为止，再拭干脚，以不含化学成分的醋滴于患处，并速用刀片轻轻刮除四周之鸡眼皮，对中间之鸡眼切勿猛然铲除，如此持续日久，鸡眼自会平复。

6. 白矾糊

【组成】盐0.9g　食碱0.9g　白矾0.9g　白酒适量

【主治】鸡眼。

【用法】盐、食碱、白矾共研细末，用白酒调和，成糊状，先将鸡眼挖去，似有血出，随即涂药。药干再挖，再涂药。

十六、神经性皮炎

神经性皮炎是一种以瘙痒和苔藓化为特征的慢性皮肤病。初为局部瘙痒，随后出现多角形或三角形扁平丘疹，坚实、干燥，淡褐色或皮肤色，日久融合成片，增厚扩大，苔藓样变。局限型损害境界清楚，好发于颈部；播散型损害境界多为弥漫，分布十分广泛。均伴有剧痒。

辨证分型

1. 风湿热型：症见局部有成片丘疹肥厚外，伴有部分皮损潮红、糜烂、湿润，舌红、苔黄腻。

2. 血虚风燥型：症见局部干燥、肥厚、脱屑，状如牛领之皮，舌淡、苔薄白。

3. 血热风盛型：症见玫瑰红色斑片，附糠秕状鳞屑，舌淡红、苔薄黄。

临床施治

1. 金针丝瓜炖蚌肉

【组成】蚌肉30g　金针菜15g　丝瓜络10g　盐适量

【主治】神经性皮炎，血热风盛型。症见玫瑰红色斑片，附糠秕状鳞屑，舌淡红、苔薄黄。

【用法】把蚌肉洗净，与金针菜、丝瓜络共同煎汤，用盐调味后服食。每日1剂，连取10～12剂。

2. 穿山甲炖土茯苓

【组成】穿山甲肉60g　土茯苓30g　盐适量

【主治】神经性皮炎，血热风盛型。症见玫瑰红色斑片，附糠秕状鳞屑，舌淡红、苔薄黄。

【用法】煎汤服食。每日1剂，连服8～10剂。

3. 斑蝥酒

【组成】斑蝥、轻粉、明雄、冰片各等分　75%酒精适量

【主治】神经性皮炎，血虚风燥型。症见局部干燥、肥厚、脱屑，状如牛领之皮，舌淡、苔薄白。

【用法】前4味药浸入酒精外用，每日2次。

4.蹄根槿皮半夏

【组成】鲜羊蹄根、土槿皮、生半夏、生南星、生川乌、生草乌、羊踯躅花、细辛、50%酒精各适量

【主治】神经性皮炎，血虚风燥型。症见局部干燥、肥厚、脱屑，状如牛领之皮，舌淡、苔薄白。

【用法】前8味药于酒精中浸泡外用，每日2～3次。

十七、须发早白

须发早白是指少年、青年、壮年时期，头发就早早发白。

1.桑葚酒

【组成】鲜桑葚100g　白酒500mL

【主治】须发早白，血虚发枯。

【用法】将桑葚洗净，捣汁装入纱布袋内，扎紧。将纱布袋浸入白酒中，盖好，封口，3天即可。随饮，每次1小盅。

2.首乌酒

【组成】制首乌60g　白酒500mL

【主治】须发早白，血虚发枯。

【用法】将制首乌切成碎，浸入白酒中，密封，每天摇动数次，3～5日后即可饮用。每日1～2次，每次10～15mL。

3.黄精酒

【组成】黄精20g　白酒500mL

【主治】须发早白，气虚发枯。

【用法】将黄精洗净，切成片，装入纱布袋内，扎紧口，浸入白酒内，30天即可。每日饮1小盅。

4.桂乌藤酒

【组成】桂圆肉、首乌和鸡血藤各250g　米酒1500g

【主治】须发早白，血虚发枯。

【用法】将上药浸入米酒10天后使用。浸时每天振摇1～2次，促使药味浸出，每服15～30g，早、晚各1次。

十八、雀斑

雀斑是一种发生在面部的皮肤损害，呈斑点状或芝麻状褐色或浅褐色的小斑点。最好发的部位是双颊部和鼻梁部，也可泛发至整个面部甚至颈部。

冬瓜涂擦

【组成】冬瓜1只　白酒适量

【用法】将冬瓜切成方块，放入砂锅内加白酒、水（酒、水各半），煎浓、过滤汁。用药汁时时涂于患处。

十九、黄褐斑

黄褐斑是一种常见的获得性色素沉着性皮肤病，好发于面部，大多表现为对称性色素沉着，呈蝶翼状，故又名"蝴蝶斑"（妊娠斑、肝斑）。

1.鸡蛋清面膜

【组成】鸡蛋黄数只　烧酒适量

【主治】黄褐斑。

【用法】将鸡蛋黄浸烧酒（以淹没为度），密封存放28天后取蛋清，每晚临睡前涂患处。

2.杏仁蛋清面膜

【组成】杏仁、鸡蛋清各适量

【主治】黄褐斑。

【用法】杏仁去皮捣碎，用鸡蛋清调匀。每晚睡前擦脸，早晨用白酒洗去。1个月为1个疗程。

3. 公羊牛胆面膜

【组成】公羊胆、牛胆各1个　白酒200mL

【主治】面部黑褐色斑。

【用法】公羊胆、牛胆和白酒相混，放锅中煎沸即可。每晚用胆酒涂面。

二十、皲裂

手足皲裂是由多种原因引起的手足皮肤干燥和裂开的疾病。

皲裂药膏

【组成】生姜汁、红糖、盐、猪膏（腊月者佳）各适量

【主治】用于手足皲裂，春夏不愈者。

【用法】上药共研烂炒热，擦入缝内，一时虽痛，少顷便皮软皲合，再用即安。

二十一、脱发

本病突然头发脱落，头皮鲜红光亮，中医称为"油风"。可发生于任何年龄，常在过度劳累、睡眠不足或受到刺激后发生，头发脱落，掉发的部位呈圆形或不规则形，小如指甲，大如钱币或更大，数目不一，皮肤光滑而亮。一般无自觉症状，少数头发可全部脱落，称全秃。

辨证分型

1. 血虚风燥型：症见脱发时间短，轻度瘙痒，舌淡、苔薄白，脉细数。

2. 气滞血瘀型：症见病程较长，伴有头痛，胸胁疼痛，舌紫红或

绛、有瘀斑，脉沉细。

3.肝肾不足型：症见病程日久，甚至全秃或普秃，舌淡、苔薄白或剥脱，脉细，伴头昏目眩。

临床施治

1.冬虫夏草酒

【组成】冬虫夏草60g　白酒250mL

【主治】脱发，肝肾不足型。症见病程日久，甚至全秃或普秃，舌淡、苔薄白或剥脱，脉细，伴头昏目眩。

【用法】将冬虫夏草浸入白酒中，经7日后备用。用牙刷蘸酒外戳患处1～3分钟，早晚各1次。用于圆形脱发、脂溢性脱发、神经性脱发、小儿头发生长迟缓。

2.生发酒

【组成】制首乌35g　熟地黄35g　黑豆35g　黑芝麻35g　当归15g　川芎15g　60度烧酒750mL　补骨脂30g　旱莲草30g

【主治】脱发，肝肾不足型。见病程日久，甚至全秃或普秃，舌淡、苔薄白或剥脱，脉细，伴头昏目眩。

【用法】将前6味药共研粗末，浸入烧酒中，密封浸泡15～20天后即可服用。每次服10mL，每日3次。另用补骨脂、旱莲草浸烧酒，外擦患处。